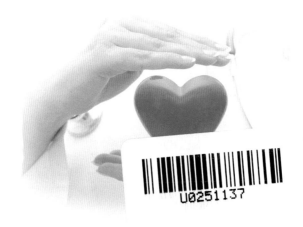

U0251137

明明白白
做产检

主编 刘媛

整理 刘藤 王羲尧

产检时我最想知道的问题

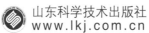
山东科学技术出版社
www.lkj.com.cn

图书在版编目(CIP)数据

明明白白做产检/刘媛主编. —— 济南：山东科学技术出版社, 2017.7
ISBN 978-7-5331-8948-8

Ⅰ.①明… Ⅱ.①刘… Ⅲ.①妊娠期—妇幼保健—问题解答 Ⅳ.①R715.3-44②TS976.31-44

中国版本图书馆CIP数据核字(2017)第140607号

明明白白做产检

刘 媛 主编

主管单位:山东出版传媒股份有限公司
出 版 者:山东科学技术出版社
地址:济南市玉函路16号
邮编:250002 电话:(0531)82098088
网址:www.lkj.com.cn
电子邮件:sdkj@sdpress.com.cn
发 行 者:山东科学技术出版社
地址:济南市玉函路16号
邮编:250002 电话:(0531)82098071
印 刷 者:济南新先锋彩印有限公司
地址:济南市工业北路182-6号
邮编:250101 电话:(0531)88615699

开本:889mm×1194mm 1/32
印张:4.25
字数:70千
印数:1~5000
版次:2017年7月第1版 2017年7月第1次印刷

ISBN 978-7-5331-8948-8
定价:19.80元

目录 CONTENTS

孕 前

目录 CONTENTS

孕 早 期

目录 CONTENTS

目录 CONTENTS

目录 CONTENTS

目录 CONTENTS

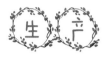

生 产

目录 CONTENTS

目录 CONTENTS

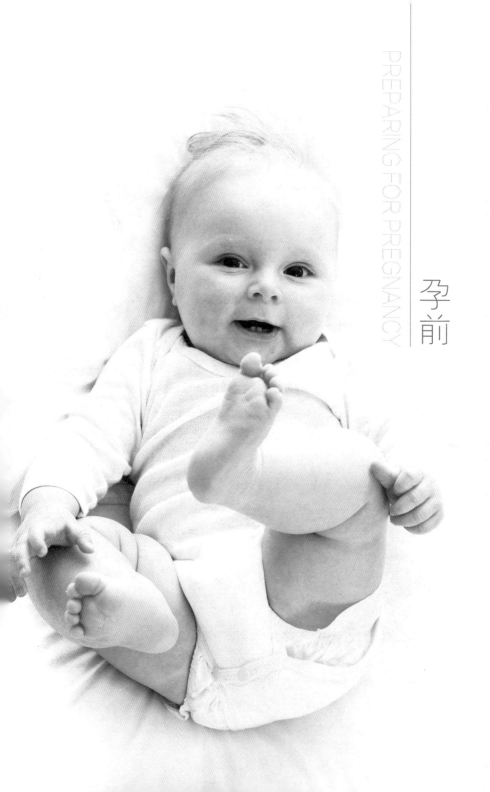

1 备孕需要做哪些检查?

答:首先是评估孕前高危因素,包括询问准备妊娠夫妇的健康状况;评估既往慢性病史和家族遗传病史,不宜妊娠者应及时告知;详细了解不良孕产史;了解生活方式、饮食营养、职业状况及工作环境、运动(劳动)情况、家庭暴力、人际关系等。

其次是身体检查,包括测血压、称体重、计算 BMI、常规妇科检查。

还有一些辅助检查项目,必查的有血常规、尿常规、血型(ABO 和 Rh)、肝功能、肾功能、空腹血糖、HBsAg、梅毒螺旋体、HIV 筛查、宫颈细胞学检查(1 年内未查者)。备查的有 TORCH 筛查、宫颈阴道分泌物检查、甲状腺功能检测、地中海贫血、75g OGTT(针对高危人群)、血脂检查、妇科检查、心电图检查。男性的检查主要是常规体检,包括乙肝五项、艾滋病、梅毒检查。但一般男女双方均不包括 X 线检查。

2 二胎备孕检查与头胎有什么不一样?

答:如果二胎妈妈年龄大于 40 岁,或距离上次分娩时间超过 8 ~ 10 年,应当如第一胎一样全面体检,并且把上一次妊娠和分娩的情况如实告诉医生,以便选择添加检查项目。例如,第一胎曾有高血压病史,这次会加测血压、尿常规、心电图等。

3 孕前检查的最佳时间是什么时候?

答:孕前检查最好在怀孕前 3 ~ 6 个月,这样就有充足的时间对发现的疾病进行治疗。夫妻双方要同时进行。女性一般月经干净 3 天后进行,注意最好是不要有性生活,通常妇科检查与化验抽血可在同一天进行。男性精液检查在未同房 5 天后。

4 常见的致畸因素有哪些？

答：生物致畸因子，如特殊病毒感染等，如现在在墨西哥发生的由蚊子传播的寨卡病毒导致的胎儿 – 新生儿小头畸形（伴脑发育不良）、孕期原发性风疹感染导致的胎儿多发畸形（风疹综合征）；非生物致畸因子，如化学物质、细胞毒、致畸药物、射线、吸烟、酗酒等。

5 孕前 TORCH 检查是必需的吗？

答：TORCH 检查不是必需的，是备选检查项目，目前国内外对TORCH 的临床意义有不同意见，建议不同孕妇根据自己的情况选择适合自己的检查项目。

6 TORCH 检查能诊断出出生缺陷吗？

答：不能。TORCH 检查是对孕妇 4 种病原体感染的检测。由于目前风疹作为常规预防项目已在所有人群中注射，因此意义不大。巨细胞病毒人群感染率极高，因此对宫内感染没有预测性，也逐步被临床取消。胎儿缺陷主要依靠超声和唐筛进行筛查。

7 叶酸如何补充？需要补充多久？

答：孕妇在妊娠前 3 个月至妊娠 3 个月每天补充叶酸 0.4 ~ 0.8mg，目前多使用复合叶酸片。

小知识

关于叶酸

叶酸是一种 B 族维生素，有预防出生缺陷的作用，也是胎儿大脑神经发育必需的一种物质原料，对胎儿的细胞分裂、增殖和各种组织的生长具有重要的作用。孕期缺乏叶酸可影响胎儿细胞分裂增殖，发生开放性神经管畸形，又称神经管缺陷(neural tube defects)，这是一种严重的先天发育畸形，主要有无脑儿、脊柱裂、脑膨出。妇女在怀孕前至怀孕后 3 个月，每天服用 0.4 ~ 0.8mg 叶酸，可以大大降低胎儿神经管缺陷的发生危险。

8 孕前补铁是必需的吗？

答：除非有严重贫血，孕前补铁不是必需的。孕期多维素片一般会额外补充铁，而且食物中的肉类、蔬菜也会补铁。对确有贫血的孕妇，才需要补铁。

9 怎样测基础体温？
如何根据基础体温推算排卵日？

答：基础体温是指人体在较长时间的睡眠后，尚未进行任何活动（如说话、进食或起床等）之前所测量到的口腔体温。一天当中，清晨醒来时是测量基础体温的最佳时机。正常情况下，妇女在排卵前的基础体温较低，排卵后因卵巢形成黄体，黄体分泌黄体酮会使体温上升 0.4 ～ 0.6℃，使体温呈现高低两项变化，高温期平均持续约 14 天。若没有怀孕，黄体萎缩，停止分泌黄体酮，体温下降回到基线，月经来潮。若已经怀孕，继续分泌黄体酮，体温持续升高。因此正常妇女的基础体温曲线上体温急剧下降的一天就是排卵日。

10 如何根据生理周期推算排卵日？
最易受孕期是什么时间？

答：从下次月经来潮的第一天算起，倒数 14 天，或减去 14 天就是排卵日。在排卵前 3 天内和排卵后 1 天内发生的性交，最容易怀孕，称为最易受孕期。

11 监测卵泡的时间是什么时候？

答：月经规则的情况下不管月经周期的长短，只要月经定期来潮，两次月经周期相差不超过 7 天，排卵日一般在月经前 14 天左右。月经正常的女性，黄体功能维持 14 天左右后黄体萎缩，功能减退，月经来潮，所以黄体期固定，而卵泡期可以长短不均。优势卵泡一般从月经周期的第 6 ～ 8 天开始发育，第一次卵泡监测的时间可以在月经周期的第 11

~ 12 天，此后根据优势卵泡的大小来决定下一次的监测时间。当优势卵泡直径大小在 13 ~ 15 mm 时，下次监测时间间隔为 2 ~ 3 天。当优势卵泡直径大于 16 mm 时，下次监测时间间隔为 1 ~ 2 天。月经不规则的情况下卵泡监测应该从月经第 3 天开始，间断或持续长时间监测，因为卵泡期与月经期不能确定，此时应该延长监测时间。

12 怀孕前数月或怀孕后口服避孕药对胎儿影响大吗？

答：口服避孕药目前在绝大多数地区都是最受欢迎的避孕方式。尽管理论上如果正确使用，口服避孕药的避孕效果可以达到 99%，然而仍有大约 9% 的口服避孕药使用者会在使用的第一年怀孕，还有一些女性会在停用避孕药之后很快怀孕。这都会导致胎儿暴露在外源性性激素（比如黄体酮）的环境中。为了研究妊娠早期使用口服避孕药究竟是否能增加新生儿出生缺陷的风险，丹麦流行病研究中心设计了一项队列

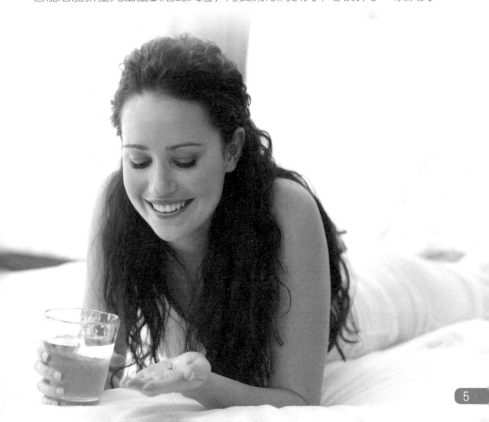

研究，研究人员对各个系统的出生缺陷进行了分项统计，发现口服避孕药并不能增加任何一个系统的出生缺陷风险。总之，研究人员认为母亲在怀孕前数月或者怀孕后口服避孕药并不能明确增加重大出生缺陷的风险。对于那些在口服避孕药期间突然发现自己怀孕了的母亲，大可不必担心自己体内外源的性激素会增加自己宝宝出生缺陷的概率。

小知识

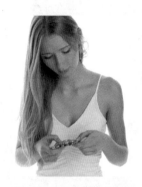

口服短效避孕药后的生育能力

停用口服短效避孕药后，排卵周期的恢复可能延迟数月。如果停止口服短效避孕药后闭经超过 6 个月应该进行一次全面的评估，因为有患垂体泌乳素瘤的风险。这一风险与使用口服避孕药无关，但是更多的可能是缓慢生长的肿瘤早已存在并引起月经不规律，而促使患者服用口服短效避孕药。

口服避孕药可能不会引起子代出生缺陷？

一项来自于丹麦的大型研究调查了近90 万新生儿出生资料后发现，子代出生缺陷与母亲受孕前和怀孕早期服用口服避孕药无关。全球范围内对此心存担忧的人士几乎可以松一口气了。

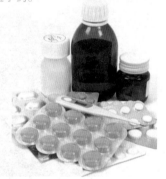

---

13 宫颈机能不全者是孕前环扎还是孕后环扎？各有何利弊？

答：孕前或孕后环扎均可，如果没有特殊情况（如宫颈严重裂伤等）应首选孕后环扎。孕前环扎在腹腔镜下环扎，分娩时必须要行剖宫产手术。孕后环扎主要在孕 14 ~ 18 周时进行，经阴环扎，分娩时可拆除环扎线后经阴分娩。

宫颈环扎是什么?

宫颈环扎术,产科多用于宫颈机能不全的患者抗中期妊娠丢失和抗早产。宫颈机能不全(cervical incompetence,CI)是指先天性或后天性子宫颈内口的形态、结构和功能存在异常。曾有流产或曾发生过早产的女性,24周前经阴道超声测得宫颈长度 <25mm,或在24周前体检时检测到宫颈扩张,或曾经出现过宫颈无痛性扩张导致孕中期不明原因的复发性流产者即可诊断为CI。1955年 Shirodkar 及1957年 MacDonald 分别对宫颈环扎术进行了描述,现多采用 MacDonald 所描述的宫颈环扎方式,目前尚无证据显示何种手术方法更优越。根据环扎时间,可将宫颈环扎术分为孕前环扎和孕后环扎,孕前环扎仅适用于不适合孕期实施环扎的患者,方式有经阴道和经腹两种。

14 什么是经阴道宫颈环扎术?

答:经阴道环扎术式分为 Shirodkar 和 MacDonald 环扎术。前者是在宫颈内口水平环扎,需将子宫颈与膀胱和直肠分离,切开宫颈前后唇黏膜,用不可吸收线缝扎后再将切口缝合。后者相当于在宫颈内口处行黏膜下、肌层荷包缝合。此两种术式对宫颈长度有一定要求,对于宫颈极短或损伤严重的患者难以实施。在后期分娩时,除外其他产科因素,可拆除缝线,经阴分娩。

15 什么是经腹宫颈环扎术?

答:经腹宫颈环扎术是指在腹腔内进行的子宫环扎。分为开腹环扎和腹腔镜下环扎术。该手术的优点是对于宫颈严重裂伤,宫颈手术后阴道操作困难者仍可环扎。缺点是创伤大,分娩时需要实施剖宫产术。此外,宫颈环扎术根据不同病情分为预防性环扎术和治疗性环扎术,需要急症手术者又可称为紧急环扎。通常认为宫颈环扎术在14~16周实施最佳,不应迟于24周。宫颈环扎术虽能改善一部分由于宫颈机能不全造成的不良妊娠结局,仍存在手术失败流产、感染等风险。经阴道超声是诊断宫颈机能不全的直观可靠方法。

16 曾行宫颈手术，对妊娠有影响吗？

答：需根据既往的手术时间、切除范围、病变性质以及阴道超声测量宫颈长度，并行妇科检查明确宫颈口松弛程度判断。若确实存在宫颈机能不全，则易造成流产、早产等。多数宫颈手术对妊娠没有不良影响。

17 乙肝病人可以怀孕吗？对胎儿健康有影响吗？

答：慢性 HBV 感染的妇女计划妊娠前，最好由感染科或肝病科专科医师评估肝脏功能。肝功能始终正常的感染者可正常妊娠；肝功能异常者，如果经治疗后恢复正常，停药 6 个月以后复查正常则可妊娠。

HBV 可经由母婴传播，即 HBsAg(+) 孕产妇将 HBV 传予子代，主要发生在分娩过程中和分娩后，而垂直传播（分娩前宫内感染）感染率 < 3%，多见于 HBeAg(+) 孕妇。

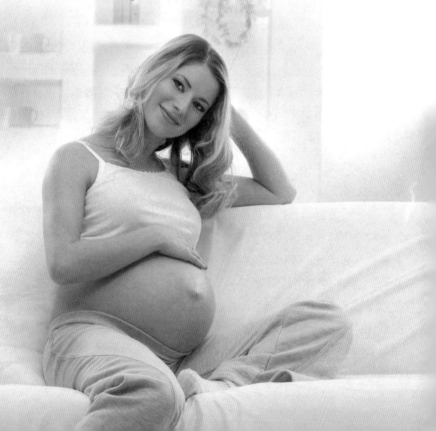

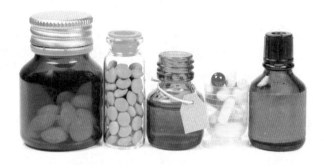

妊娠合并乙肝的临床指南

慢性乙型病毒性肝炎，简称乙肝，是由慢性乙型肝炎病毒（HBV）引起的传染性疾病。其诊断依据是 HBsAg 阳性持续 6 个月以上，若肝功能正常，称为慢性 HBV 携带；如果肝功能异常，且排除了其他原因，则诊断为慢性乙型肝炎。目前全世界受累人口超过 4 亿。母婴传播是 HBV 的感染途径之一，也称为垂直传播，妊娠期 HBV 感染的预防与管理对阻断母婴传播至关重要。

检测乙型肝炎血清学标志物，即 HBsAg、乙型肝炎表面抗体（抗 –HBs）、HBeAg、乙型肝炎 e 抗体（抗 –HBe）以及乙型肝炎核心抗体（抗 –HBc），俗称乙肝五项。其中若 HBsAg、HBeAg 及抗 –HBc 三项阳性者，称为大三阳；若 HBsAg、HBeAb 及抗 –HBc 三项阳性，而 HBeAg 阴性者，称为小三阳。HBsAg 阳性，表明病毒在复制，有传染性；HBeAg 阳性是病毒复制活跃、病毒载量高的标志，传染性强。抗 –HBs 是中和抗体，血清抗 –HBs 水平 ≥ 10 mIU/ml 即具有保护力。

抗病毒治疗期间妊娠必须慎重。干扰素能抑制胎儿生长，使用期间必须避孕。核苷（酸）类似物中，阿德福韦和恩替卡韦对胎儿发育有不良影响或致畸作用，妊娠前 6 个月和妊娠期间忌用。替诺福韦和替比夫定属于妊娠用药 B 类药，孕中晚期使用对胎儿无明显影响。拉米夫定属于 C 类药，但妊娠早、中、晚期用于预防 HBV 母婴传播时，不增加新生儿的出生缺陷。对于小三阳的孕妇，妊娠期无须使用抗病毒药物治疗以预防母婴传播。而对于 HBeAg 阳性的孕妇即使新生儿经正规治疗后，仍有 5%~15% 发生 HBV 感染。由于抗病毒药物在妊娠期须慎用，目前尚无可靠证据证明妊娠期抗病毒治疗可以降低母婴传播风险。

18 若患有乙肝，怀孕时该注意什么？

答：孕妇孕期须定期复查肝功能，尤其是早孕期及晚孕期。首次检测肝功能正常者，如无肝炎临床症状，每 1 ~ 2 个月复查 1 次；如丙氨酸转移酶 (ALT) 升高但不超过正常值 2 倍 (<80 U/L) 且无胆红素水平升高时，无须用药治疗，但仍需休息，间隔 1 ~ 2 周复查；如 ALT 水平升高超过正常值 2 倍 (>80 U/L)，或胆红素水平升高，需请相关专业医师会诊，必要时住院治疗，严重时需终止妊娠。剖宫产分娩并不能降低 HBV 的母婴传播率，因此孕妇为乙肝患者并不是剖宫产指征。

乙肝孕妇于妊娠晚期不必注射 HBIG，但对于母亲为乙肝患者的足月新生儿则需生后 12 小时内注射 HBIG，同时全程接种乙型肝炎疫苗。对于早产儿体重 ≥ 2000g 者，母亲 HBeAg 阴性时，乙肝疫苗可按照 0、1、6 个月的三针方案接种，最好在 1 ~ 2 岁时加强 1 针。体重 < 2000g 者需待体重超过 2000g 后再接种第 1 针，1 ~ 2 个月后重新按照 0、1、6 个月方案接种。若早产儿母亲 HBeAg 阳性，则新生儿 12 小时内注射 HBIG，且需 3 ~ 4 周后再注射 1 次。若生命体征平稳，尽快接种第 1 针疫苗；1 ~ 2 个月后，重新按照 0、1、6 个月三针方案接种。疫苗接种后，新生儿需随访，但不推荐 6 个月龄前检测 HBV 血清标志物。随访的适当时间是第 3 针疫苗后 1 个月至 12 月龄。

对于乙肝产妇产后母乳喂养，虽然可以在乳汁中检测出 HBsAg 和 HBV DNA，但更多的证据证明，即使 HBeAg 阳性的产妇，母乳喂养并不增加感染风险。因此乙肝产妇可正常喂养，无须检测乳汁中有无 HBV DNA。

对于孕前筛查乙肝标志物阴性的育龄妇女，最好在孕前接种乙肝疫苗，疫苗在妊娠期接种对孕妇和胎儿无明显的不良影响。孕妇 HBsAg 阴性，但新生儿父亲患有乙肝时，通常因照料新生儿与其密切接触而增加感染风险，因此新生儿最好注射 HBIG，但精液本身不传播 HBV。

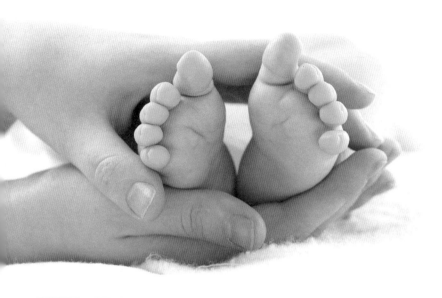

19 曾经有胚胎停育 / 自然流产史，此次妊娠需做哪些检查预防？

答：需排除母体免疫因素异常、甲状腺功能低下、子宫畸形或发育不良、宫腔黏连、宫颈内口松弛等因素。若为复发性流产，则还需孕前检查夫妇双方染色体，排除染色体异常，若存在异常则需遗传咨询。在没有进行相关检查之前，最好不要立即怀孕，以免再次出现胚胎停育。有时，胚胎停育的原因并不能被检查出来，但是医师会建议在怀孕早期使用一些药物来预防胚胎停育，这时，应当接受医师建议，一般使用的药物都是对胚胎发育没有影响的。

20 胚胎发育停止，检查示抗核抗体阳性，可以怀孕吗？

答：抗核抗体阳性是诊断自身免疫性疾病的重要检查项目，一旦发现异常，需进一步检查其他项目，排除母体自身免疫疾病，并且需要风湿科（或叫免疫科）评估妊娠风险。另外还要进行肾脏、心脏功能检查，在妊娠期需要给予抗凝血药物或激素等药物治疗。对于诊断为活动期风湿病的患者，如果病情较重，需要终止妊娠，先进行治疗，病情稳定后可以怀孕。

抗核抗体（antinuclear antibody, ANA），又称抗核酸抗原抗体，是一组将自身真核细胞的各种成分脱氧核糖核蛋白（DNP）、DNA、可提取的核抗原（ENA）和RNA等作为靶抗原的自身抗体的总称，能与所有动物的细胞核发生反应，主要存在于血清中，也可存在于胸水、关节滑膜液和尿液中。抗核抗体是一组对细胞核内的DNA、RNA、蛋白或这些物质的分子复合物的自身抗体。按其核内各个分子的性能不同可将各ANA区分开来，如抗DNA抗体、抗组蛋白抗体、抗非组蛋白抗体、抗核仁抗体等。每一大类又因不同抗原特性而再分为许多种类。因此ANA在广义上是一组各有不同临床意义的自身抗体，更确切的名称应为抗核抗体谱。ANA主要存在于IgG，也见于IgM、IgA甚至LgD及LgE中。

抗核抗体在多种自身免疫病中均呈不同程度的阳性率，如系统性红斑狼疮（SLE，95%～100%）、类风湿性关节炎（RA，10%～20%）、混合性结缔组织病（MCTD，80%～100%）、干燥综合征（SjS，10%～40%）、全身性硬皮病（85%～90%）、狼疮性肝炎（95%～100%）、原发性胆汁性肝硬化（95%～100%）等，但经皮质激素治疗后，阳性率可降低。抗核抗体在类风湿病人中有20%～50% IgG型ANA呈阳性，小儿类风湿ANA的阳性率为19%～35%，伴发虹膜睫状体炎者阳性率高（50%～90%），故ANA阳性预示类风湿有发生慢性睫状体炎的可能。已发现75%的类风湿病人有多形核白细胞的特异性ANA或抗中性粒细胞胞浆抗体（ANCA），可使白细胞核受到破坏。

21 经阴分娩多久后可以再次妊娠？

答：分娩6个月后子宫及双附件无异常者可再次妊娠。

22 剖宫产后多久可以再次妊娠？

答：因为剖宫产术后1年内妊娠子宫破裂等严重并发症出现率较高，所以出于安全考虑，建议术后12个月后再次妊娠。

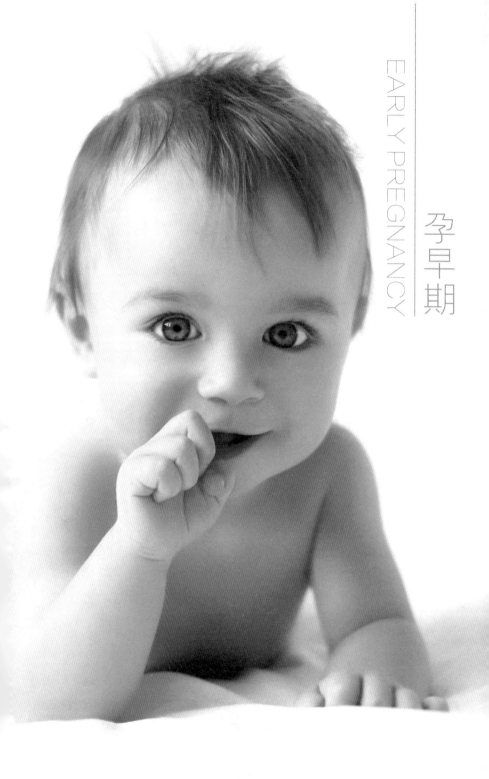

孕早期

23 验孕棒显示:怀孕了，需要再做什么检查确定?

答：尿 hCG 检测阳性后，必要时还需进行血清 hCG 检查。停经 6 周后需要做 B 超检查，观察原始心管搏动，并且排除可能存在的宫外孕情况。很多孕妇对早期超声检测存在疑虑，认为早期超声会对胎儿造成不良影响。其实，超声是超声波，不具有放射性，早期超声检查所使用的超声频率很低，对胎儿没有不良影响。反之，由于早期没有超声检查，一些需要在早期发现的异常，例如宫外孕、早期胚胎停育等，常常会被耽误。

24 预产期如何计算?

答：对于月经规律、周期为 28 天的孕妇，可用公式推测预产期。公式为：末次月经的第 1 天，月份减 3 或加 9，日期加 7。对于月经周期不是 28 天但仍规律的孕妇，可在此基础上，加减相应日期，如月经周期为 30 天，则在已算的预产期向后延迟 2 天即可。若孕妇忘记末次月经日期，则需要根据孕早期超声估测的孕周进行核对。二者之间存在差异时，应以超声估测孕周计算的预产期为准。

25 如何检查是否为宫外孕?

答：阴道超声检查是诊断输卵管妊娠最重要的方法。若孕早期出现停经后阴道流血及腹痛，应行 B 超检查排除异位妊娠。宫外孕单纯依靠血液激素水平的检查是不能确诊的，必须进行超声检查。所有的孕早期出血，医师都会建议进行超声检查，目的就是排除可能存在的宫外孕。

26 孕早期需要做哪些外周血检查?

答：必查项目有血常规、尿常规、血型（ABO 和 Rh）、肝功能、肾功能、空腹血糖、HBsAg、梅毒螺旋体、HIV 筛查（注：孕前 6 个月内已查的项目可以不重复检查）。

备查项目有 HCV 筛查、抗 D 滴度检查（Rh 阴性者）、75g OGTT（高危孕妇或有症状者）、地中海贫血筛查（广东、广西、海南、湖南、湖北、四川、重庆等地）、甲状腺功能检测、血清铁蛋白（HGB<105g/L 者）、PPD 试验（高危孕妇）、宫颈分泌物检测淋球菌和沙眼衣原体（高危孕妇及有症状者）、BV 检测（有早产史者）、胎儿染色体非整倍体异常的早孕期母体血清学筛查。

27　产检需多久进行一次?

答：孕早期前共需 2 次产检，第一次在 6 周左右时超声下明确胎儿是否有原始心管搏动，第二次则为 12 周于超声下测 NT 值。其后至 28 周前可每 4 周行一次产检。28 周至 36 周间每 2 周行一次产检。36 周至分娩前则需每周一次产检。若孕妇存在妊娠性高血压、妊娠期糖尿病或存在其他疾病，则应根据病情情况，适当增加产检次数。两次产检之间若出现阴道流血／排液、腹痛、会阴瘙痒等异常情况应立即就诊。并非所有产检都需行超声检查。

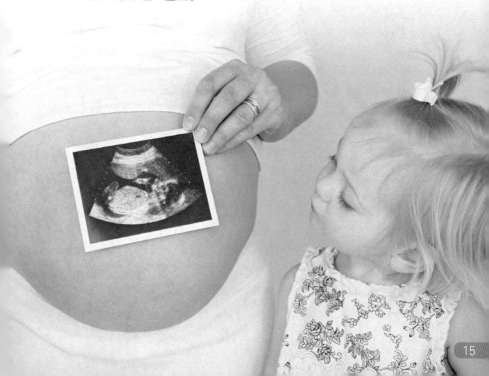

28 什么时候开始进行超声检查？经腹B超需要憋尿，经阴B超不需要憋尿，是吗？四维彩超一定优于普通彩超吗？

答：停经 6 周左右，行辅助生殖技术者可以在更早的时期行超声检查，以便明确是否妊娠。早孕期的超声检测主要观测有无原始心管搏动，同时对于月经不规律的孕妇，还可以准确推算孕龄。早孕经腹 B 超需要憋尿，即膀胱充盈状态下，盆腔器官才能显示清楚；经阴盆腔 B 超一般不需要憋尿。对于胎儿畸形的筛查和诊断，普通彩超即可完成。

小知识

关于超声

医用超声诊断仪是将声呐原理、雷达技术、电子技术三者相结合而研制生产的设备，主要应用在临床诊断中，其基本原理是将一束高频超声脉冲发射到生物体内，再接收来自生物体内各组织之间界面处反射的回波，经放大、处理、显示，可观察内脏器官的形状、大小及各器官的相互位置、器官的活动以及器官内的异物等，从而判断器官是否正常。随着科学技术的发展，越来越多的高新技术应用于这种设备的研究制造中，因此，超声诊断仪的发展也由起初的一维超声扫描及其显示方式发展为二维甚至三维的超声扫描和显示方式，大大增加了回波信息量，使生物体内的病灶清晰、易辨，在临床上被越来越广泛地应用在各科门诊的诊断检查方法中，成为与 X 射线成像技术、CT、同位素扫描、核磁共振并列的四大医学成像技术之一。其中超声成像具有以下三个特点：①超声波为非电离辐射，在诊断用功率范围内对人体无伤害，可经常性地反复使用；②超声波对软组织的鉴别力较高，在对软组织疾患诊断时具有优势；③超声成像仪器使用方便、价格便宜，使得医学超声成像具有强大的生命力和发展前途。因此，超声成像是其他成像技术所无法替代的现代诊断技术。

超声波在医学方面，除了用于治疗和手术外，主要用于临床诊断。在诊断学方面，现有的医学超声技术可以分为两大类：基于回波扫描技术和基于多普勒频移原理的超声诊断技术。

基于回波技术的超声诊断技术的基本原理是利用超声波在组织界面处产生的反射回波形成的图像或信号来诊断疾病。这种技术主要用于解剖学范畴的检测和诊断，目的是了解器官的形态学和组织方面的状况与变化，比如检测体内异物和肿瘤，检查器官的形状及大小变化等等。回波扫描诊断技术一般按显示回波的方式分为五类。

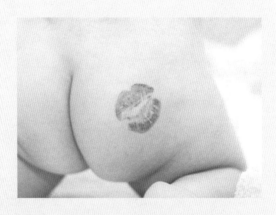

①A型：即将回波以波形的形式显示出来，其纵坐标为回波幅度，用以表示回波的强弱；横坐标为回波接收的时间，该时间与产生回波的组织界面相关。②B型：即将回波信号用点的形式显示在显示器上，光点的灰度与回波强弱成正比，为辉度调制型。当探头上的传感器阵元以不同方式移动扫查时，可以形成二维图像。③C型：此为透射式扫查方式，可获得有关被测组织的声速和衰减等信息。④M型：此法是在辉度调制型中加入一个慢扫查锯齿波，从而使回波点从左到右自动扫描。显示的横坐标为慢扫描时间，纵坐标为声波传播时间（即对应于检测深度位置）。⑤F型：此法为用多个切面图像构造一个曲面的成像形式。除了单一形式外，还有复合型诊断仪，即综合采用上述几种方式成像。目前，回波扫描技术已大量用于对肝、脾、胃、肾、胆、甲状腺、乳腺、眼球、子宫、卵巢、胸腔、肺、半月板、脑、心包等多种脏器官的诊查之中。

　　基于多普勒频移原理的超声诊断技术的基本原理是：利用运动物体反射声波时造成的频率偏移现象来获取人体的运动信息。这种技术主要用于了解体内器官的功能状况及血流动力学方面的生理病理状况，如用于测定血液流速、心脏运动状况及血管是否存在栓塞等。目前，超声多普勒技术主要用于心血管疾病的诊断中。

　　在诊断学方面，基于探测深度和分辨率两个方面的综合考虑，一般采用的频率为 1 ~ 15 MHz。低频主要用于深部组织和器官的诊查，而高频则用于眼科等表浅部位的诊查。同时，为了避免产生生物效应，诊断用的超声波的功率一般在 1 ~ 10 mW/cm^2。

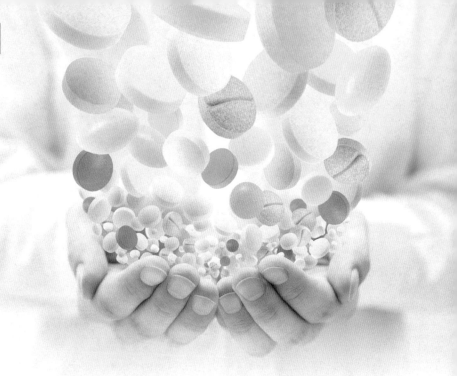

29 末次月经前1月内曾服用某种药物，对胚胎是否有影响？

答：需先判断排卵期。在排卵后的 17 天内，即使暴露药物是致畸的，存活胚胎的畸形发生率也与未暴露者相似，因为此时胚胎细胞为全能细胞，损伤轻者可被其他细胞代替而正常存活，损伤较重者因无法修复损伤而死亡。此时胚胎自救措施倾向于死亡而不是畸形，故致畸风险低。这就是所谓的"全或无"，即在受精 14 ～ 21 天内，如果胚胎受到不良影响会死亡，如果没受到不良影响，则会发展为正常胚胎。

30 药品说明书中的药物对胎儿的危害性等级是什么意思？

答：美国 FDA 曾根据药物对胎儿的致畸情况，将药物对胎儿的危害性等级分为 A、B、C、D、X 5 个级别。

A 类 在设对照组的药物研究中，在妊娠头 3 个月的妇女中未见到药物对胎儿产生危害的迹象（并且也没有在其后的 6 个月内具有危害性的证据）。该类药物对胎儿的影响甚微，妊娠期患者可安全使用。

B 类　在动物繁殖性研究中（未进行孕妇的对照研究），未见到药物对胎儿的不良影响；或在动物繁殖性研究中发现药物有副作用，但这些副作用并未在设对照组的、妊娠头 3 个月的妇女中得到证实（也没有在其后的 6 个月内具有危害性的证据）。该类药物在有明确指征时可慎用。

C 类　动物研究证明药物对胎儿有危害性（致畸或胎儿死亡等），或尚无设对照的妊娠妇女研究，或尚无对妊娠妇女及动物进行研究。其只有在权衡对孕妇的益处大于对胎儿的危害之后，方可使用。

D 类　已有明确证据显示，药物对人类胎儿有危害性，但尽管如此，孕妇用药后绝对有益（如该类药物可挽救孕妇的生命，或治疗用其他较安全的药物无效的严重疾病）。这类药物一般应避免应用，但在确有应用指征且患者受益大于可能的风险时，可在严密观察下慎用。

X 类　对动物和人类的药物研究或人类的用药经验表明，药物对胎儿有危害，而且孕妇应用这类药物无益，因此禁用于妊娠期和可能怀孕的患者。

小知识

关于药物分级

　　美国 FDA 的药物分级系统因为简便、实用而得到世界各国的认可，也为我国医生所熟知。然而，其也因为信息过于简单、分级比较笼统、缺乏足够的证据支持以及更新缓慢等缺点，而不断受到质疑。例如，一些新药可能因为观察时间不足，不良反应未充分表现，或仅仅因为缺乏对照研究而轻易地进入 B 类或 C 类；一些药物尽管已在妊娠期女性中应用数十年，且无明显不良反应，仍可能因为缺乏在人类和动物研究中的数据而归为 C 类。所以，B 类药未必比 C、D 类药更安全。

　　考虑到目前的综合状况，一般医生在为妊娠患者开处方药物时，会以《中华人民共和国药典临床用药须知》和药物说明书等法定文书作为主要依据，同时尽量多地参考相关指南和权威资料，并仔细权衡用药后的风险与获益。必要时，还会获得患者及其家属的书面知情同意。

31　出现早孕反应危害大吗？一般持续多久？

答：早孕反应一般在停经 6 周左右出现，一般问题不大，多在停经 12 周左右自行消失。但如果恶心呕吐特别严重，应去医院检查甚至住院治疗。

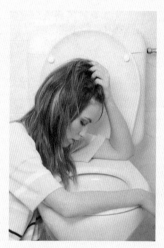

妊娠恶心呕吐的治疗从预防开始

两项研究发现在受孕时服用复合维生素片的女性需要治疗呕吐的可能性更小。标准推荐是孕前 3 个月内服用复合维生素也许能够降低妊娠恶心呕吐的发生率和严重程度。妇女对自身症状严重性的认识和对治疗的意愿会影响临床决策。通常建议休息和避免感官刺激，建议每 1 ~ 2 小时少量进食，避免一次大量饮食。其他的一些饮食调整可能有所帮助，包括避免辛辣和高脂食物、禁用含铁药片、在早晨起床前食用清淡的点心和饼干等。生姜在减少妊娠期恶心症状中已显示出有益的效果，可作为一种非药物的选择。

32　孕早期出现尿频正常吗？

答：孕早期出现尿频是正常的，是因前倾增大的子宫在盆腔内压迫膀胱所致。当怀孕 3 个月后，子宫增大超出盆腔后，尿频症状自然消失。

33　怀孕多久B超可以看到妊娠囊？

答：在月经周期较规律的情况下，一般停经 35 天时，宫腔内可见到圆形或椭圆形的妊娠囊。经腹超声最早在停经后 6 周可见，经阴道超声最早 5 周可见。

妊娠囊测量

以妊娠囊大小计测孕周准确性不高,妊娠囊的出现是诊断早孕的依据,而胚胎的出现才能正确判断胎龄。测量妊娠囊可取最大宽径和横径,测量时以内壁间距离为标准。推算孕周的计算方式有多种,因妊娠囊形态不同和个体差异较大的缘故,对临床帮助不大,较少应用。简便估计孕龄的方法有:(1)孕龄(周)=妊娠囊最大直径(cm)+3;(2)妊娠 6 周前妊娠囊直径 ≤ 2cm,妊娠 8 周时妊娠囊约占宫腔的 1/2,妊娠 10 周时妊娠囊占满子宫腔。

34 怀孕多久B超可见胎芽及胎心?

答:妊娠 6 周时 B 超下可见胚芽和原始心管搏动。

35 什么时候可以听到胎心?

答:妊娠 6 周可经超声探测到原始心管搏动,妊娠 12 周后可用多普勒胎心仪经孕妇腹壁探测到胎心音。之后在整个孕期都可以在腹部听到胎心搏动,这也是检查胎儿是否正常的基本措施。

36 正常胎心为每分钟多少次?

答:正常胎心范围为 110 ~ 160 次 /min。现有些医院仍延续以往的胎心标准,即正常胎心 120 ~ 160 次 /min。胎心在正常情况下也会有波动。短暂的胎心大于或小于这个范围,立即恢复,是正常的。如果胎心在较长的时间内一直大于或小于这个范围即为异常。当多普勒胎心仪测得胎心超过正常范围时,需行无应激试验(NST),以明确胎心基线及变异。若胎心基线在正常胎心范围内,仅出现一过性升高或降低,并无异常加减速及变异,仍认为胎心正常。

37 双胎妊娠两个胎儿胎心存在较大差异正常吗?

答:双胎妊娠胎心听诊时,需 1 分钟内两个胎儿胎心率相差 10 次以上。只要胎儿心率皆在正常范围内即可。

38 双胎妊娠分为几种类型?

答:双胎妊娠可分为双卵双胎和单卵双胎。其中双卵双胎更为常见,约占双胎妊娠的 70%。此类型的两个胎儿遗传基因不完全相同,因此和两次单胎妊娠形成的兄弟姐妹一样。胎盘多分离为两个,也可合成一个,但胎盘内血液循环各自独立。胎盘胎儿面见两个羊膜囊。单卵双胎为一个卵子受精后分裂而来,两个胎儿基因完全相同,根据分裂时间不同又可分为双羊膜囊双绒毛膜单卵双胎、双羊膜囊单绒毛膜单卵双胎、单羊膜囊单绒毛膜单卵双胎、连体双胎。

双胎妊娠的孕妇早孕反应较为明显,中期妊娠体重迅速增长,腹部明显增大。下肢水肿、静脉曲张、孕晚期呼吸困难等症状也较易发生。子宫多大于停经月份,不同位置可探及两个胎心(听诊时,1 分钟内两胎心需相差 10 次以上)。

39 双胎妊娠绒毛膜性的判断是怎么回事?

答:对于双胎妊娠的孕妇,孕早期对绒毛膜性的判断十分重要。在 6 ~ 10 周间可通过宫腔内孕囊数目进行判断,11 ~ 13^{+6} 周可通过判断胎膜与胎盘插入点呈“双胎峰”(双绒毛膜性双胎)或“T”(单绒毛膜性双胎)字征判断绒毛膜性。此时应同时对两个胎儿分别行 NT 检查。

40 双胎妊娠和单胎妊娠一样做NT检查和唐氏筛查吗?

答:双胎妊娠建议同单胎妊娠一样,在孕早期行 NT 筛查。孕早期可结合 NT 及妊娠相关性血浆蛋白 A(PAPP-A)和 β-hCG 联合进行唐氏早期筛查。目前多胎的唐氏筛查结果假阳性率和假阴性率均较高,而单胎唐筛的结果指向性较好。由于单绒毛膜双胎各种胎儿异常(如一胎发育迟缓死亡、双胎输血综合征）发病率很高，因此早期医生会尽量查明胎儿是否为单绒毛膜双胎，以便孕期给予检测。

41 双胎妊娠孕妇血清三联或四联筛查是怎么回事？

答：无法行 NT 测量的孕妇也可与 15～20 周行孕妇血清三联（母体血清甲胎蛋白 MSAFP、β–hCG、游离的雌三醇）或四联（MSAFP、β–hCG、游离的雌三醇、抑制素 A）筛查。孕妇也可选择孕早、中期联合筛查（PAPP–A＋NT＋四联法）或单纯的血清学指标（PAPP–A＋四联法）。但应注意，双胎妊娠血清学检查结果的假阳性率较单胎妊娠高，易出现假阳性结果，因此临床选择时需慎重。建议 18～22 周行超声双胎结构筛查，检查有无胎儿心脏、神经管畸形、唇裂、腭裂，胃肠和腹壁缺失等，并排除双胎特有的结构畸形——连体双胎、TTTS 和胎儿变形或缺失（足畸形、髋关节脱位及头颅不对称）。对于有指征行遗传学诊断的孕妇，可进行绒毛膜穿刺取样或羊膜腔穿刺。对于双绒毛膜双胎，应对两个胎儿进行取样。对于单绒毛膜双胎，通常只需对其中一胎取样。但若出现 1 胎结果异常或双胎大小发育严重不一致，则应对两个胎儿分别取样。由于双胎妊娠创伤性产前诊断操作带来的胎儿丢失率较单胎妊娠高，因此建议前往有能力进行宫内干预的产前诊断中心。脐带血样很少用于双胎产前诊断。

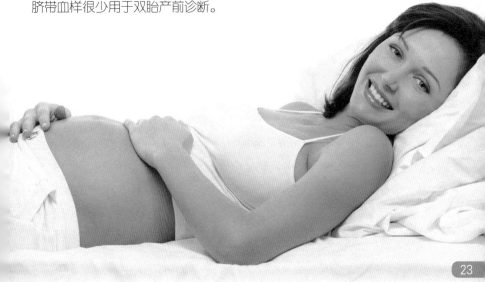

42 为什么双胎妊娠做B超次数多？

答：双胎妊娠与单胎妊娠相比，有许多特殊并发症，如双绒毛膜性双胎可能发生双胎生长不一致、一胎结构异常、一胎胎死宫内等。因此对双绒毛膜双胎妊娠，建议在孕中期每月至少行 1 次产前检查。由于双胎妊娠的妊娠期并发症高于单胎妊娠，孕晚期可适当增加产检次数。每月行 1 次超声检查评估胎儿生长发育和脐血流多普勒检测。而单绒毛膜性双胎则可能发生双胎输血综合征（TTTS）、选择性胎儿生长受限（IUGR）、双胎贫血 – 多血序列征（TAPS）等。由于单绒毛膜双羊膜囊的双胎妊娠，其围生儿死亡率较高，建议自 16 周起，每 2 周行一次超声检查，评估羊水分布、双胎生长发育、胎儿脐动脉血流等，严密监控是否发生不良妊娠结局。单绒毛膜单羊膜囊双胎妊娠在妊娠早、中期可能存在脐带缠绕，因此也需定期超声检查评估生长发育和血流情况，在 32 ~ 34 周可酌情终止妊娠。

43 双胎妊娠一般多少周时生产？必须剖宫产吗？

答：对于没有发生合并症的孕妇，单绒毛膜双胎可在 1 个疗程的促肺成熟治疗后于 36 周终止妊娠，双绒毛膜双胎可于 37 周终止。对于有合并症的孕妇，需根据具体情况适时终止。双胎妊娠并非剖宫产的绝对指征，但若存在胎头绞锁、胎头碰撞、脐带异常、连体双胎等情况应考虑行剖宫产术。对于单绒毛膜单羊膜囊的双胎妊娠，剖宫产是推荐的分娩方式。

44 双胎妊娠日常生活中应该注意什么？

答：双胎妊娠的孕妇需在孕期补充足够的营养，进食高热量、高蛋白质、高维生素以及必需的脂肪酸食物。由于双胎妊娠孕妇易发生贫血，因此需要及时补充铁、叶酸和钙。早产是双胎妊娠产前监护的重点，孕妇应增加休息时间，减少活动，及时发现产兆。若出现宫缩或阴道流水，应及时入院治疗。妊娠期也应密切监测血压、尿蛋白的变化，以便及时发现妊娠期高血压疾病。对于有皮肤瘙痒的孕妇，应动态监控血胆汁酸及肝功能的变化，发现妊娠肝内胆汁淤积应及早治疗。

45 刚刚发现怀孕，近两天有些见红，怎么办？

答：孕早期出现停经后少量阴道流血，观察 4 ～ 6 小时后仍存在流血时，应及时就诊。流血量应当以月经量为对比标准，如果流血量如月经最少量，或更少，一般只需要休息。如果流血量如月经较多的情况，或持续存在，应当及时就诊，向医生说明出现流血的时间、出血量，是否伴有腹痛等。同时需行超声检查排除异位妊娠及胚胎发育不良等情况，并注意预防感染。在早孕期，很多孕妇会出现点滴的出血，多数会自行停止，并且不再发生这种情况，往往没有不良结果，但是对于频繁发生的，或流血较多的，就需要到医院就诊。

46 如果使用保胎药，需用到什么时候？

答：根据使用保胎药的病因和症状，当病因和症状消失后即可停药。

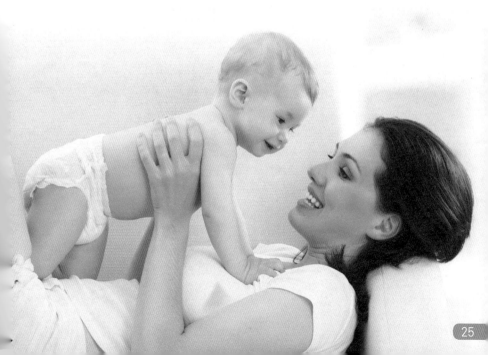

47 黄体酮保胎是肌注效果好还是口服或阴道用药效果好?

答:目前的研究结果显示,给药途径与疗效没有明显的差别。

黄体酮

黄体酮(孕酮)是由卵巢黄体和胎盘分泌的一种天然孕激素。孕激素类药物分为天然孕激素和合成孕激素。合成孕激素多为黄体酮或睾酮衍生物,可能增加子代出生缺陷风险。黄体酮是目前用于黄体支持的主要孕激素。1999 年美国 FDA 经过详细评估后认为暴露于黄体酮或 17α – 羟己酸孕酮酯的妊娠母亲分娩的男性或女性子代的出生缺陷率没有增加。

黄体酮主要通过发挥以下 3 方面的作用达到支持黄体的目的:①促使子宫内膜在雌激素作用的增生期基础上向分泌期转化,为受精卵植入做好准备。②降低子宫平滑肌的兴奋性及子宫对缩宫素的敏感性,保持子宫肌层静止,减少子宫收缩;使子宫颈口闭合,黏液减少并变稠,精子不易穿透;抑制输卵管肌节律收缩的振幅等,以保证受精卵及胎儿在子宫腔内安全生长。③妊娠后通过促进母 – 胎界面 CD56+ 淋巴细胞分泌黄体酮诱导封闭因子(PIBF),促进母 – 胎界面的免疫耐受,防止胚胎排斥。

黄体酮常用给药途径有肌肉注射、经阴道及口服,不同给药途径在体内吸收和代谢过程是不同的。

1 肌肉注射黄体酮

油剂型黄体酮,肌肉注射后迅速吸收,无肝脏首过效应,生物利用度高,肌肉注射后血中黄体酮浓度明显增高,血药浓度 6 ~ 8 小时达峰值,以后逐渐下降,可持续 48 小时, 72 小时 消失。通常剂量为 20 ~ 100 mg/d。优点:疗效确切,价格低廉,属人类辅助生殖技术(ART)黄体支持传统用药。缺点:不良反应多,过敏反应,每日注射不方便,注射部位疼痛和刺激,易形成局部硬结,偶有发生局部无菌脓肿和损伤坐骨神经等,通常形成的局部硬结、无菌脓肿的吸收恢复需较长时间。 另外, 美国 FDA 及中华医学会妇产科学分会产科组关于早产临床诊断与治疗指南 (2014) 推荐 17α – 羟己酸孕酮酯 (17α–OHPC) 用于晚期流产或早产史的无早产症状者,不论宫颈长短。17α–OHPC 属肌肉注射的合成孕激素,肌肉注射后在局部沉积储存,缓慢释放,发挥长效作用,能维持 1 ~ 2 周以上。大鼠肌肉注射后体内半衰期为

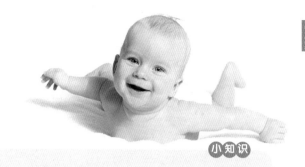

10 天 左右。推荐剂量及用法为：250 mg 肌肉注射，每周 1 次，从孕 16 ～ 20 周开始，至孕 36 周。优点是有明确循证医学证据支持有早产史的单胎妊娠孕妇可明显减少早产风险。缺点是对多胎妊娠或其他早产高危因素孕妇不能减少早产风险，故不推荐用于这部分有早产风险的孕妇。

2 阴道黄体酮

在 ART 黄体支持中，黄体酮经阴道途径给予是目前唯一可替代肌肉注射黄体酮的制剂。剂型主要有黄体酮缓释凝胶和微粒化黄体酮胶囊，经阴道途径给予黄体酮后，阴道上皮细胞迅速吸收并扩散至宫颈、宫体，并完成从子宫内膜向肌层的扩散，即"子宫首过效应"。阴道用黄体酮主要在子宫局部发挥作用，靶向子宫首过效应，子宫局部黄体酮浓度高，阴道途径给予黄体酮后 1 小时，子宫内膜和肌层开始出现黄体酮，4 ～ 5 小时后，黄体酮广泛分布于子宫内膜和肌层，并达到稳定浓度。黄体酮经阴道途径给予后 2 ～ 6 小时血药浓度达峰值，血中黄体酮浓度显著低于肌肉注射黄体酮。经阴道途径给予黄体酮，由于靶向作用于子宫，子宫局部黄体酮浓度高，可减少全身的不良反应。推荐剂量：黄体酮缓释凝胶 90 mg/d，qd；微粒化黄体酮胶囊 300 ～ 800 mg/d，分 3 次或 4 次给予。与肌肉注射黄体酮比较，疗效相同，使用方便，无痛苦，不良反应少，在一些国家已成为 ART 黄体支持的首选治疗方式。阴道黄体酮较肌肉注射黄体酮在黄体期阴道出血发生率高，但不影响 IVF 的妊娠结局，补充雌激素可减少阴道出血发生率但不改变妊娠结局。

3 口服黄体酮

剂型包括微粒化黄体酮胶囊和地屈孕酮，均存在肝脏首过效应。①微粒化黄体酮胶囊：微粒化黄体酮胶囊口服后，由于肝脏首过效应，有效成分大部分经肝脏代谢分解，生物利用度低，仅有 10% 产生孕激素活性，口服后血中黄体酮浓度显著低于肌肉注射黄体酮，而且不稳定，口服后 1 ～ 3 小时血药浓度达峰值，以后逐渐下降，血药浓度不稳定，半衰期为 16 ～ 18 小时，约 72 小时完全消失。推荐剂量 200 ～ 300 mg/d，分 1 次或 2 次服用，1 次口服剂量不得超过 200 mg。由于其生物利用度低，需要较大剂量，副作用大，经肝脏代谢分解后产生的代谢产物多，其中 5α、5β 代谢产物可与神经递质 γ 氨基丁酸（GABAa）受体作用，增强 GABAa 活性，产生明显的头晕、嗜睡等中枢神经系统症状，还会改变泌乳素和 GnRH 的分泌，以及肝功能损害等不良反应。目前研究显示，口服微粒化黄体酮胶囊不能充分支持子宫内膜发育，在 ART 黄体支持中的有效性低于黄体酮肌肉注射和阴道给药，同时，副作用较黄体酮肌肉注射和阴道给药增加。因此，口服微粒化黄体酮胶囊在 IVF 中不推荐作为常规的黄体支持药物。②地屈孕酮：地屈孕酮并非真正的天然孕激素，它属逆转黄体酮，在碳原子 6 和 7 之间多了一个双键，9、10 位碳原子上的氢原子和甲基与天然孕激素反向，使地屈孕酮分子拥有弯曲的立体结构，称为"逆转"结构。该"逆转"结构使它对孕激素受体具有高度选择性，全部作用均由黄体酮受体介导，与其他受体结合少，不良反应小，口服易吸收，口服后 0.5～2.5 小时达血药浓度峰值，服药 3 天后血药浓度达稳态，5～20 mg/d 范围内药代动力学呈线性关系，平均生物利用度为 28%，高于微粒化黄体酮胶囊 10～20 倍，有效剂量 10～20 mg/d，肝脏负荷小，主要代谢产物经尿排出。地屈孕酮半衰期为 5～7 小时。口服地屈孕酮后不改变原血清黄体酮水平，与阴道黄体酮相比更方便，耐受性更好；与口服微粒化黄体酮相比，低剂量生效，生物利用度高，代谢产物仍具孕激素活性，副作用小，患者依从性好等，但目前尚缺乏地屈孕酮在 ART 黄体支持中单独应用有效性的循证医学证据。

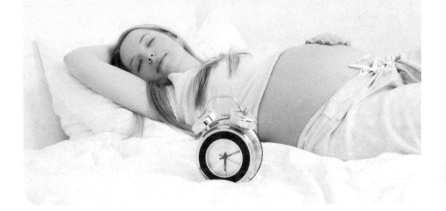

48 孕早期腹痛是因妊娠引起的吗?
有子宫韧带牵拉引起疼痛这种说法吗?

答:造成腹痛的原因很多,应注意是否合并阴道流血等症状。由于孕早期子宫尚未超过盆腔,绝大多数盆腔外腹痛与妊娠并无相关性。若合并阴道流血等妇科症状,需超声排除异位妊娠、流产、子宫畸形等特殊情况。早孕期没有韧带牵拉痛。在孕 4 ~ 5 个月,由于子宫增大、圆韧带牵扯,孕妇翻身时会有牵拉感,一般 2 ~ 3 周这种感觉会消失。

49 如何判断胚胎停育?

答:早孕期胚胎停育经常没有明显的临床症状,很多孕妇是在超声检查时才发现的。一般来说,胚胎停育的确诊需行超声检查。超声显示:(1)头臀长 ≥ 7mm 未及胎心搏动;(2)平均妊娠囊直径 ≥ 25mm 未及胎心搏动;(3)超声下显示无卵黄囊的妊娠囊 2 周或更长时间未及胎心搏动;(4)超声下显示有卵黄囊的妊娠囊在 22 天或更长时间后未见胎心搏动。如果以往有早孕期胚胎停育的病史,则应当在这次怀孕后,动态观察胚胎发育情况,及时发现异常,尽早干预,避免再次胚胎停育发生。

50 孕早期妊娠反应何时会消失?

答:妊娠反应一般于 6 周左右出现,12 周左右消失。

51 发生妊娠剧吐严重吗?

答:妊娠早期约 50% 的孕妇会出现恶心呕吐,25% 仅有恶心而无呕吐,25% 无症状。这些症状多始于孕 4 周,孕 9 周时最为严重;60% 的孕妇孕 12 周后症状自行缓解,91% 的孕妇孕 20 周后缓解,约 10% 的孕妇在整个妊娠期持续恶心呕吐。妊娠剧吐是妊娠呕吐最严重的阶段,往往因孕妈妈对早孕期用药安全性的顾虑而延误就诊或治疗不足,导致发生严重并发症,甚至危及孕妈妈生命而被迫终止妊娠。严重持续的恶心、呕吐可引起脱水、酮症甚至酸中毒,需要住院治疗。

妊娠恶心呕吐

妊娠恶心呕吐是一种能够同时影响孕妇与胎儿健康的常见疾病。妊娠恶心呕吐不仅降低孕妇的生活质量，也明显增加了患者的医疗负担。由于孕妇在妊娠早期"晨吐"很常见，妊娠恶心呕吐常被妇产科医生和孕妇所忽视而缺乏治疗。此外，一部分孕妇由于担心治疗药物的安全性而不去寻求治疗。一旦妊娠恶心呕吐的病情继续发展，将变得难以控制症状。因此，妊娠恶心呕吐的早期治疗可以防止更严重的并发症的发生，包括住院治疗。

下列建议基于良好和一致的科学证据（A）：

1. 推荐孕前 3 个月内服用复合维生素，可能会降低恶心呕吐的发生率和严重性。

2. 维生素 B_6 和维生素 B_6 加多西拉敏用于治疗妊娠呕吐是安全的和有效的，应被作为一线药物。

3. 妊娠剧吐合并促甲状腺素水平抑制的患者，没有甲状腺本身疾病（如甲状腺肿和 / 或甲状腺自身抗体）的证据，不应治疗甲亢。

下列建议基于有限或不一致的科学证据（B）：

1. 用姜治疗妊娠恶心呕吐显示有益的效果，可以考虑作为一种非药物治疗的选择。

2. 建议早期治疗妊娠恶心呕吐，以防止发展为妊娠剧吐。

3. 用甲强龙治疗难治性的严重妊娠恶心呕吐或妊娠剧吐的病例可能是有效的，然而，考虑到甲强龙的潜在风险，建议其应该是治疗的最后选择。

下列建议基于初步共识和专家意见（C）：

1. 静脉补液应当用于不能长时间耐受口服补液或出现脱水临床体征的患者。应着重注意纠正酮症和维生素缺乏。长期呕吐的患者治疗中应使用葡萄糖和维生素，在葡萄糖输液前应使用维生素 B_1 防止韦尼克脑病。

2. 对那些药物治疗无效和体重下降的妊娠剧吐患者，肠内管饲（鼻胃管或鼻十二指肠喂养）提供营养应该作为一线治疗方法。

3. 鉴于严重的并发症，PICC 中心静脉置管不应常规用于妊娠剧吐的患者。PICC 只作为最后可选择的妊娠剧吐的治疗手段。

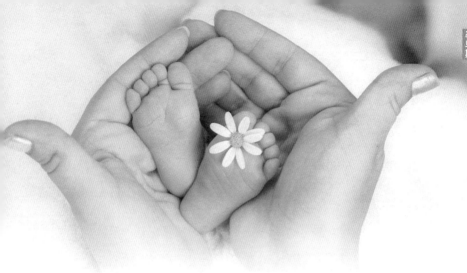

52 生化妊娠是什么意思？

答：临床对"生化妊娠"的解释有三种含义：（1）生化妊娠可以只是特指怀孕的早期阶段，胚胎结局未卜；（2）妊娠丢失发生得早，B 超未发现宫内的孕囊形成，怀孕就终止了；（3）胚胎着床在子宫腔以外，例如输卵管、宫颈、卵巢等，早期即死亡、流产。总的来说，生化妊娠是指一次不成功的妊娠过程。

53 孕早期查黄体酮是必需的吗？黄体酮低怎么办？

答：不是必需的。妊娠后，绒毛发育过程中会分泌 hCG，包括卵黄囊以及胎盘也会分泌 hCG，所以一般来说，如果 hCG 的增长正常就间接表明胚胎发育正常。现多采用黄体酮和 hCG 联合检查的方法，如果只是黄体酮低而 hCG 正常，考虑检查误差的可能性大，应该复查或以 hCG 结果为主。除此之外，还应该仔细核实月经情况，是否有月经间隔时间短（短周期）和月经不调等异常情况，以除外是否黄体功能不全等问题引起的出血和黄体酮低。并且需要注意的是，人体分泌的黄体酮代谢很快，抽血后如果不能及时检查，检查结果就会有误差。所以看到此类"黄体酮低"时，还需注意化验单的报告时间并询问患者的抽血时间。若间隔太长，也应复查一下以明确结果。总而言之，患者求子心切的心情可以理解，但是不分青红皂白就用"保胎药"是不对的。

54 早孕流产的原因主要是什么？

答：自然流产的原因包括染色体异常、胎盘异常、子宫异常、性激素不平衡、感染、慢性疾病等等。胚胎或胎儿染色体异常是早期流产最常见的原因，占 50% ~ 60% 。

关于先兆流产的保胎争议，保还是顺其自然？

　　1. 对于初次妊娠先兆流产者，考虑到有自然淘汰的可能性，进行过于积极的治疗，如勉强保胎，并不完全可取。

　　2. 但既往有自然流产史的患者出现先兆流产时，则建议保胎。其中的治疗包括黄体功能低下使用黄体酮治疗，甲状腺功能减退者补充小剂量甲状腺片，其他合并症进行相应治疗。

55 早孕期超声显示妊娠囊旁有积液怎么办？

答：妊娠囊旁有积液的孕妇一般都合并早孕期阴道流血甚至腹痛，妊娠囊旁的积液一般是宫腔内出血，是先兆流产的征兆。此时应注意休息及治疗保胎，若症状消失可继续妊娠，若症状加重，或妊娠囊形态异常或位置下移则预后不良，多数经保胎治疗后痊愈。

56 宫角妊娠是怎么回事？危险吗？需要注意什么？

答：宫角妊娠是宫外孕的一种。胚胎着床于子宫角部，一般会在孕 8 ~ 12 周发生破裂，一旦破裂会发生十分严重的出血。所以早孕期一旦诊断为宫角妊娠，应立即住院。宫角妊娠主要通过影像学诊断，一般在孕 6 ~ 8 周时可以确认。如孕囊周围肌层缺如，则诊断为宫角妊娠，如孕囊周围有肌层包绕，则为宫内孕。由于胚胎种植于子宫肌层较薄弱处，产后易发生胎盘滞留。

57 瘢痕妊娠是怎么回事？怎么办？

答：是指妊娠囊着床在原来的手术瘢痕处，由于瘢痕处缺乏子宫肌层，一旦怀孕，会发生局部破裂、出血。一旦诊断为瘢痕妊娠，需住院治疗。

58　怀孕多长时间hCG达峰值？翻倍是什么意思？

答：受精卵滋养层形成（受精后第 6 日）时，开始分泌微量 hCG，受精后 10 日能在母血中检出。受精卵植入 1 周内，血清 β –hCG 水平从 5IU/L 上升至 50IU/L，排卵后 14 日约 100IU/L。正常妊娠前 6 周，hCG 水平 36 ~ 48 小时增长一倍。妊娠 6 周后，当 hCG 水平为 6000 ~ 10000IU/L 时，hCG 上升速度开始减慢。hCG 于妊娠 8 ~ 10 周达到高峰，为 100000 ~ 200000IU/L，持续 10 日后迅速下降。妊娠早期，hCG 增加迅速，倍增时间为 1.4 ~ 2.2 日。倍增或翻倍即较前增加一倍的意思。

59　早孕期服药影响大吗？中孕期及晚孕期服药有影响吗？

答：受精卵着床前期用药对胚胎影响不大。囊胚着床后至 12 周是药物的致畸期，此时孕妇用药可能造成某一部位的组织或器官发育畸形。药物致畸作用出现越早,发生畸形可能越严重。妊娠 12 周以后直至分娩，胎儿各器官已形成，药物致畸作用明显减弱，但对于尚未分化完全的器官，如生殖系统、神经系统还会有影响。

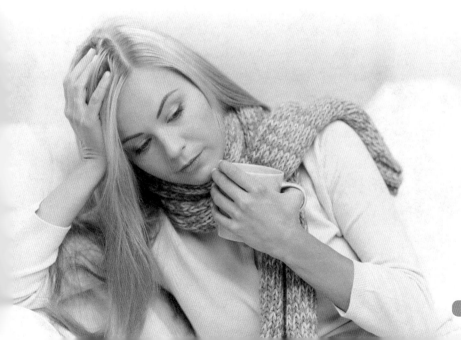

60 怀孕近期拍过X线片对胎儿的影响大吗?

答：一般来说，受孕后第 15 到 60 天（2 个月内），是胚胎器官形成的关键时间，此时应尽量避免一些常规的腹部（盆腔）X 线检查。而妊娠中后期也要尽量避免照射时间较长的胃肠透视、钡灌肠等检查，更应尽量避免放射性同位素治疗。至于孕晚期，胎儿发育成形，器官也都已经生成，出现畸形的机会也就比较低。一般来说，放射线对胎儿可能造成的影响，必须根据照射剂量、照射部位及怀孕时间三个因素来判断。若照射的累积剂量愈多，或是照射的部位愈靠近子宫，其危险性就愈高。尽管需要防止胎儿接受射线，但大多数诊断性的检查都是安全的。常规影像学检查的射线量远没有达到引起损伤的程度。国际放射防护委员会也建议：在胎儿剂量小于 100 mGy 情况下终止妊娠是不合乎正当理由的。对于孕早期曾接受过较大射线量的孕妇，为了了解胎儿是否受到 X 线（同位素治疗）的作用而发生畸形，可去医院做产前诊断，必要时行人工流产。

小知识

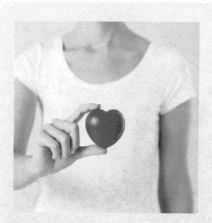

X 线

电离辐射对胎儿的风险取决于暴露时的胎龄和射线剂量。在胚胎发生早期，接受极高剂量（超过 1 Gy）有致死风险，但临床上的 X 片远小于这些辐射剂量。高剂量辐射暴露的常见危害包括生长受限、小头畸形和智力残疾。基于原子弹幸存者的数据，电离辐射暴露对中枢神经系统危害最大的时期为孕 8 ~ 15 周，有研究表明，出现这样不良反应的最小阈值为 60 ~ 310 mGy，临床上记录的造成严重智力损害的最低剂量为 610 mGy。

61 NT是什么？是如何形成的？

答：NT 的厚度也就是指胎儿颈项背部皮肤层与筋膜层之间的软组织的最大厚度。正常胚胎淋巴系统健全之前，少部分淋巴液聚集在颈部淋巴囊或淋巴管内，形成颈项透明层，14 周后淋巴系统发育完善，积聚的淋巴液迅速引流至颈内静脉，颈项透明层随之迅速消失。无论是遗传、解剖结构还是感染的原因导致淋巴管与颈静脉的相通延迟，都可能引起淋巴回流障碍，导致过多的淋巴液积聚在颈项部，从而出现透明层增厚，甚至到孕中期发展成囊状淋巴管瘤（淋巴水囊瘤）。

62 NT如何测量？何时行此项检查？

答：胎儿颈项后透明层厚度（nuchal translucency,NT）通常在 11 ～ 13^{+6} 周（胎儿头臀长 CRL 为 45 ～ 84mm 之间）时行超声检查。非整倍体患儿因颈部皮下积水，NT 增宽，常处于相同孕周胎儿第 95 百分位数以上，一般 >2.5mm 或 >3.0mm。

小知识

测量NT的注意事项

①NT 建议在头臀长为 45 ～ 84 mm 时测量，相当于 11 ～ 13^{+6} 孕周。

②标准测量平面是胎儿正中矢状切面，此切面亦是测量头臀长的标准切面。

③应尽可能放大图像至只显示胎儿头颈部及上胸部，使测量游标的轻微移动只能改变测量结果 0.1mm。

④应清楚显示并确认胎儿背部皮肤及 NT 前后平行的两条高回声带，测量时应在 NT 最宽处测量，且垂直于 NT 无回声带，测量游标的内缘应置于无回声的 NT 外缘测量。

⑤应测量三次，并记录测量所得的最大数值。

⑥有颈部脑脊膜膨出时，注意辨认，避免误测。

⑦有脐带绕颈时，需测量脐带绕颈处上下 NT 厚度，并取其平均值。

⑧应明确区分皮肤和羊膜，避免将羊膜误认为皮肤而误测 NT。

63　NT的判断标准是什么？

答：通常用的判断指标为妊娠 11 ～ 13^{+6} 周时 NT ≥ 2.5mm 视为异常。但是 NT 异常的判断不但要结合孕周，还要考虑孕妇的年龄，若为高龄孕妇（年龄在 35 岁以上），异常值范围应该放宽。

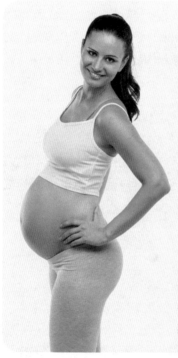

小知识

NT检查

　　头臀长介于 45 mm 和 84 mm 之间时（一般在 11 ～ 13^{+6} 周）行早期筛查，项目包括颈皮厚度 NT、血清游离 β –hCG 或 hCG 总量和妊娠相关血浆蛋白 A（PAPP–A）的水平，结合母体年龄、既往史和体重、胎儿数量计算风险值。NT 超过 2.5 mm 或超过头臀长的 95% 百分位数通常认为是异常的。NT 检查对于超声医师的精确度要求较高，因为少评估即使 0.5 mm，试验灵敏度就下降 18%。主要优点是与孕中期相比，其唐氏综合征的检出率稍高，便于早期诊断胎儿及胎盘疾病，但是不利于诊断腹壁缺损等开放性畸形。因此需要行孕中期超声筛查排除结构畸形。

64　超声测NT值较正常值大，有何意义？

答：NT 与染色体异常的关系密切，包括 21– 三体、18– 三体、13– 三体等。NT 的增加还与非染色体异常的严重畸形及罕见综合征有关，如先天性心脏病、非免疫性水肿、颈部囊状淋巴管瘤早期等。但应该注意的是，80% ～ 90% 的 NT 异常胎儿是一过性病变，最后结果正常。发现透明层增厚，除了建议检查胎儿染色体核型外，对核型正常者，还需密切追踪观察，排除先天性心脏发育异常。

NT与胎儿发育异常

1985 年 Benacerraf 等首次报道中孕期超声监测颈皱增厚 ≥ 6mm，患有唐氏综合征的风险增加。1992 年，Nicolaids 等提出使用"颈部透明层"（nuchal translucency,NT）这一名称描述早孕期，尤其是早孕晚期，胎儿颈部位于皮肤高回声带和深部软组织高回声带之间的无回声带。正常胚胎发育过程中，10 ~ 14 周时颈部淋巴管与颈静脉窦相通，在此前少量淋巴液积聚于颈部，形成暂时性 NT 增厚，14 周后逐渐消退。早孕期的 NT 增宽与唐氏综合征的危险性增高有关。部分胎儿增宽的 NT 会发展为水囊瘤。

NT 增厚与染色体异常（21– 三体、三倍体、18– 三体、22– 三体、12P– 四体等）、心脏、骨骼等结构畸形及某些综合征（Cornelia de Lange 综合征、Noonan 综合征等）有关。其中以 21– 三体综合征（又称唐氏综合征）最为常见。唐氏患儿颈部皮肤细胞外透明基质增加，细胞外液大量吸附于透明基质的间隔内，胶原纤维网发育紊乱，颈部皮肤发生海绵样改变。先天性心脏畸形导致胎儿心衰，发生淋巴回流障碍，淋巴液过多聚集于颈部也会导致 NT 增厚。唐氏患儿多伴有先天性心脏病，因此 NT 增宽可能是上述两条因素共同作用的结果。此外，若患儿颈部淋巴管与颈部静脉窦相通延迟，也会出现颈部淋巴结回流障碍，NT 增厚明显，在孕中期发展成为淋巴水囊瘤。

一般选择在 11 ~ 13^{+6} 周范围内测量 NT 有意义，此时头臀长在 45 ~ 84mm 之间，经腹超声和经阴超声测量成功率相似。NT > 2.5mm(有的医院以 NT > 3mm 为标准) 或处于相同孕周胎儿第 95 百分位数以上通常即认为是异常。但部分仅为一过性增宽，因此 NT 异常的孕妇，需结合孕中期唐氏筛查及羊水穿刺结果进一步确定胎儿染色体情况。

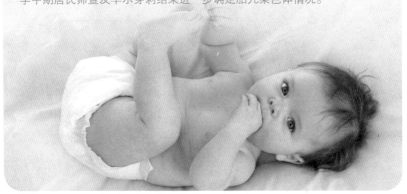

65 早孕期未行NT检测，有没有其他的替代检查方式？

答：NT 即胎儿颈项透明层，主要是对胎儿可能存在的染色体异常进行预测。如果早孕期未行 NT 检测，则一定要进行中孕期的唐筛及妊娠 18 ~ 24 周之间的胎儿超声。

66 孕早期唐氏筛查何时进行？

答：10 ~ 13^{+6} 周，一般将早筛血清结果与 NT 结果相结合，同时要参考中期筛查的结果。

67 什么是甲减？对胎儿有哪些影响？

答：通常评价甲状腺功能需血清学检查 FT3、FT4、TSH、TPO 等检查项目。其中 FT4 和 TSH 为妊娠期甲状腺功能减退的诊断指标，并且其正常范围比非妊娠期妇女更加严格。若出现 TSH 妊娠早期 > 2.5mIU/L，妊娠中、晚期 > 3.0mIU/L，以及任意时期的 FT4 <妊娠特异正常参考值下限，都说明存在妊娠期甲状腺功能减退。对于 TSH > 10mIU/L 的孕妇，则不需 FT4 指标即可诊断。一旦确定为临床甲减，需要立即治疗。选择药物为左甲状腺素钠片，商品名为优甲乐，同时定期内分泌随诊。对于妊娠前已确诊的甲减患者，需先控制 TSH<2.5mIU/L 后再妊娠，并在产后恢复孕前优甲乐用量，产后 6 周复查血清 TSH 水平，调整药物用量。对于母亲为甲状腺功能减退的新生儿，出生后需及时检查甲状腺功能。妊娠期甲状腺功能减退会影响后代神经智力发育，并同时增加早产、流产、低体重儿、死胎的发生率。

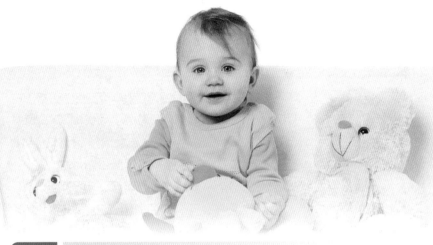

68　孕期可以服用优甲乐吗?

答：对于妊娠期甲减或本身就患有甲状腺功能减退的孕妇，甲状腺激素的替代治疗是必需的。基本药物为左甲状腺素钠片，临床又称优甲乐，该药可在孕期安全服用。此外，患有此病的孕妇还需每 4 ~ 6 周复查甲状腺功能，以方便随时对药物剂量进行调整。

小知识

关于妊娠期甲状腺疾病

甲状腺是人体内分泌器官之一，主要合成和分泌甲状腺素，起到促进人体生长、发育和调节糖类、蛋白质、脂肪代谢的功能。甲状腺将体内碘元素与酪氨酸结合，形成三碘甲状腺酪氨酸（T3）和四碘甲状腺酪氨酸（T4），这两种物质都是甲状腺激素。T3 和 T4 在体内又有两种存在形式：一种是与甲状腺结合球蛋白（TBG）结合，是不具有活性的；另一种形式为游离甲状腺素，即 FT3 和 FT4，它们是甲状腺素的生理活性形式。FT4 对于甲状腺功能减退的价值较 FT3 高，而 FT3 则是诊断甲状腺功能亢进较为灵敏的指标。在妊娠期，由于胎盘激素的影响，甲状腺处于分泌活跃的状态，TBG 和血清总 T4（TT4）升高，形成高甲状腺素血症。由于绒毛膜促性腺激素（hCG）的增加，可反馈抑制促甲状腺素（TSH）释放。因此，正常情况下，孕妇血中 TSH 含量非常低，低于非妊娠的正常范围上限。2011年美国 ATA 指南提出孕期不同时期的 TSH 参考值范围，妊娠早期为 0.1 ~ 2.5mIU/L，妊娠中期为 0.2 ~ 3.0mIU/L，妊娠晚期为 0.3 ~ 3.0mIU/L。妊娠期甲状腺功能异常，分为甲状腺功能亢进和甲状腺功能减退两种情况。

69　什么是甲亢？对胎儿有哪些影响？

答：多数甲亢孕妇妊娠前有甲状腺疾病的病史。甲亢孕妇的临床症状有：心悸，静息状态下心率>100 次 /min，食欲很好、进食增多，但体重未能按孕周增加，脉压增加，可 >50mmHg，怕热，多汗，夜寐不安，手震颤、皮肤潮红、湿、皮温升高，有些还可出现突眼。轻症或经治疗后得到较好控制的甲状腺功能亢进（甲亢）一般不影响妊娠，重症不易控制的甲亢可引起畸形、流产、早产或死胎，发生甲亢引起的心力衰竭，甚至发生甲亢危象。Graves 病（毒性弥漫性甲状腺肿）患者的促甲状腺素受体抗体 (TRAb)通过胎盘使新生儿发生一过性甲亢，抗甲状腺药物亦可通过胎盘使新生儿发生甲低、甲状腺肿大。甲亢孕妇在分娩、手术等应激状态下，有发生甲亢危象的可能，表现为高热（体温 >39℃），脉率 >140 次 /min，脉压增大、焦虑、烦躁、大汗、恶心、呕吐、腹泻等，可伴有脱水、休克、高心排量心衰或肺水肿。甲亢危象孕产妇死亡率较高，需及早防治。因此甲亢孕妇在妊娠期需坚持用药，并定期到内分泌科复诊。妊娠早期推荐选择丙硫氧嘧啶（PTU），中、晚期推荐选择甲巯咪唑（MMI），病情稳定、症状控制后可逐渐减量，不可骤然停药。原则上妊娠期不推荐手术治疗，必要者应选择妊娠中期的后半期。妊娠期禁用放射性核素治疗。甲亢孕妇的胎儿易发生胎儿生长受限，孕期需加强监护。甲亢控制良好者，排除产科因素后应尽量经阴分娩；控制不满意者，可放宽剖宫产指征。新生儿应注意甲状腺大小，有无杂音，有无甲亢和甲减体征。服用 PTU的产妇可正常哺乳。

70　乙肝病人孕期需要继续服用抗病毒药物吗？

答：目前尚无有力证据支持孕期服用抗病毒药物能够减少母婴传播发生率。对于孕期抗病毒药物的使用需慎重。

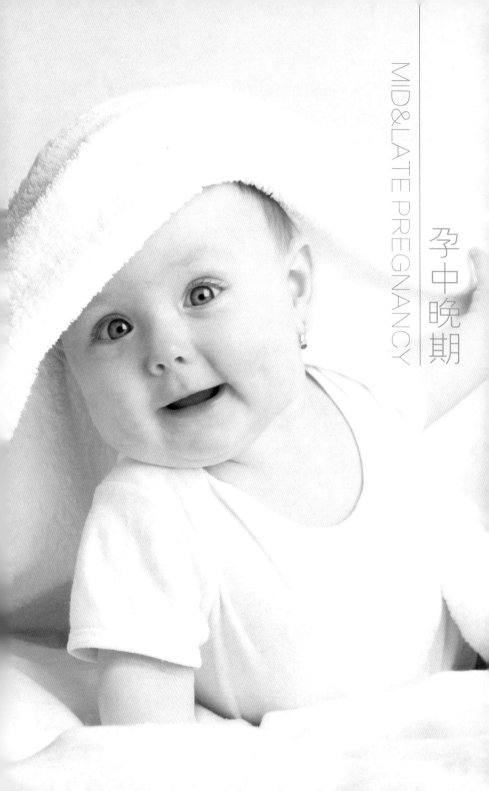

71 怀孕多长时间能感觉到胎动，如何数胎动？

答：一般在妊娠 8 周后 B 型超声检查可发现胎体运动，妊娠 18 ~ 20 周后孕妇可感觉到胎动。随着孕周增加，胎动逐渐由弱变强，至妊娠足月时，胎动又因羊水量减少和空间减小而逐渐减弱。研究显示，正常的健康胎儿的睡眠周期一般为 20 ~ 40 分钟，通常情况下最长不会超过 90 分钟。根据这种生理现象，不同的专家设计了很多的数胎动方案，目前大家推荐比较多的标准是 2 小时内胎动不低于 6 次。一旦低于 6 次，就需要进行进一步的检查，包括电子胎心监护或者是 B 超生物物理评分。如果胎动比较频繁，在不到 2 个小时内就已经达到或超过了 6 次的标准，就没有必要继续数下去了。一般情况下，因胎动减少而去额外就诊的比例为 2% ~ 3%。通过进一步的电子胎心监护或者是 B 超生物物理评分检查后，绝大多数胎动减少的孕妇会得到一个放心的结果，对于这些孕妇，可以放心回家，继续数胎动。胎儿 1 次一连串的肢体活动为 1 次胎动。

小知识

每个孕妇都需要数胎动吗？

对于有胎儿宫内缺氧高危因素的孕妇，例如子痫前期患者，建议每天数胎动。对于健康正常的孕妇，如果每天的胎动很明显和频繁，不需要每天数胎动，但是如果在孕晚期感觉到胎动减少，就需要认真地每天数胎动了。

72 孕中期唐氏筛查何时进行？

答：中期筛查应在孕 15 ~ 20^{+6} 周进行，主要通过检测 3 ~ 4 种激素水平，并参照胎儿孕周、孕妇年龄来计算风险值。所以一旦错过时间，将不能进行这项检查。

73 唐氏筛查存在高风险，可以复查吗？

答：不可以复查。唐氏筛查的实验测定在设计中已经将结果定为高危和低危两种，一次检测为高危后，即使之后再检查为低危，仍不能推翻之前高危结论。因此，高危者应进入诊断性检查阶段，即测定胎儿染色体。

74 双胎/多胎妊娠也需要做唐氏筛查吗？

答：目前不建议单独通过母体血清学指标（如中期唐氏筛查）评估双胎的唐氏风险。多胎胎儿的发育有时是不均衡的，妊娠期产生的各种激素水平也各有不同，因此目前关于双胎的唐氏筛查没有明确的标准比对方法，所以，孕期不对多胎进行常规唐氏筛查，而是对多胎进行频率较高的影像学筛查。

75 35岁以上孕妇，如何进行唐氏筛查？

答：对于年龄大于35岁的孕妇，按照中国母婴法的规定，建议进行产前诊断，就是平时所说的羊水穿刺，染色体检查。目前关于孕妇年龄是否是胎儿染色体异常的高风险因素，国际上的产科和遗传学专家有了不同的意见，近几十年的研究发现，年龄对胎儿染色体异常的影响并不像以前报道的那样。有些国家已经取消了在唐氏筛查中的年龄风险这一级，更进一步的研究正在全世界范围内进行。

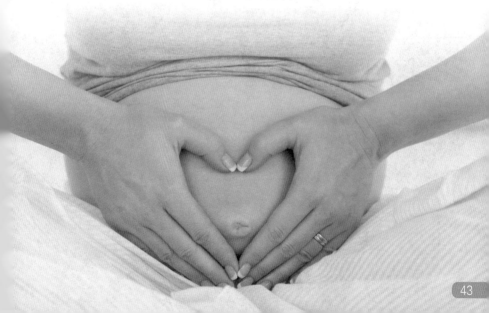

76 唐氏筛查提示年龄高风险是什么意思?

答:对于孕妇分娩时年龄 ≥ 35 岁者,在目前的唐氏筛查中,会将其列为单独高风险因素。但世界范围内的近期研究对这一概念提出了疑问,进一步的研究也正在进行。

77 唐氏筛查示某项高风险(除年龄高风险外),应如何处理?

答:对于染色体(18、13 三体)高风险者,应进行羊水穿刺测定胎儿染色体。对于开放性神经管畸形高风险者,则选择高层次影像学筛查。

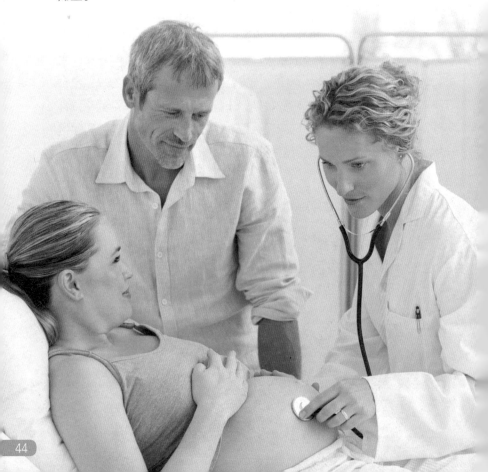

78 何时可行羊水穿刺检查?

答：一般选择在妊娠 16 ~ 26 周。不同的实验室根据细胞培养条件不同会选择不同的孕周。

小知识

唐氏筛查，羊水穿刺

唐氏筛查

简称唐筛，是妊娠期筛查胎儿染色体畸形的检查方法。其样本为母体血清。因唐氏综合征患儿（又称21-三体综合征或先天愚型）给家庭和社会带来沉重负担，因此孕妇孕期需行唐筛以降低唐氏综合征患儿的出生率。唐氏筛查根据时间可分为早期唐筛（孕 9 ~ 13 周）和中期唐筛（15 ~ 20 周），其结果结合孕早期 NT 结果对胎儿部分染色体畸形的风险做出评估。不同医院医生对 NT、早期唐筛和中期唐筛有不同的组合方式。唐氏筛查包括 AFP（甲胎蛋白）、hCG、uE3、抑制素 A，主要进行 21-三体综合征、18-三体综合征、神经管缺陷筛检。应注意的是唐氏筛查是筛查试验，并非确诊试验，也因此不建议复查。唐氏筛查的适应人群较为广泛，只要为单胎妊娠即可检查。我国推荐 35 岁以上的孕妇行羊膜腔穿刺检查，但并不代表 35 岁以上的孕妇不能行唐氏筛查。对于唐氏筛查结果高风险的胎儿，需进一步检查（如羊水穿刺）以明确诊断。

羊水穿刺

即羊膜腔穿刺，是传统的有创产前诊断技术之一。一般选取妊娠中期（16 ~ 21 周），在超声辅助下，细针经腹部穿刺抽取羊水，将羊水中胎儿细胞收集起来，培养 2 周后进行染色体核型分析。羊水穿刺的结果基本涵盖了所有染色体疾病，是胎儿染色体异常的确诊试验。羊水穿刺的缺点在于可能导致流产、感染等并发症，穿刺后流产率大约 3‰，流产的发生与孕妇体质和孕周相关，也与医生的经验有关。对于希望获得胎儿染色体明确诊断、血清学筛查高危的孕妇、夫妇一方为染色体病患者或曾生育过染色体病患儿的孕妇、超声发现胎儿畸形的孕妇，应当行羊水穿刺检查，以明确胎儿染色体情况。

79　羊水穿刺的风险有哪些?

答：一般情况下，羊水穿刺术是比较安全的，但仍存在个别无法穿刺、穿刺失败、引起流产、感染、羊水渗漏的风险，羊穿的总体胎儿流失率大约为 3‰。

羊膜腔穿刺术（羊穿术）

1. 要点汇总

（1）孕 15 周以上才可实施。

（2）持续超声引导下使用 20 ~ 22 G 号羊膜腔穿刺针经腹部进入羊膜。

（3）穿刺时避开胎盘和脐带，尤其是 Rh 阴性血的孕妇。

（4）为了避免母体血液污染穿刺样本，最初的 2 ml 液体应该弃除。

2. 技术流程

持续超声引导下使用 20 ~ 22 G 号羊膜腔穿刺针经腹部进入羊膜，穿刺羊膜层时需迅速有力，一气呵成。根据需求，由医师抽取 15 ~ 30 ml 的羊水。

调查显示，约一半的样本中存在超过 20% 的母体细胞，血性样本中母体成分超过 50%。导致羊水样本污染的主要因素有胎盘穿刺伤、双路径穿刺以及医师经验不足。而近来的数据显示羊水污染率低至 0.35%，因此目前建议丢弃样本最初的 2 ml 羊水。

3. 实施时机

多中心随机对照临床试验显示孕早期（11 ~ 13 周）实施羊水穿刺的胎儿丢失率、胎儿马蹄足发生率和术后羊水渗漏的发生率高于孕中期（15 ~ 17 周），因此目前建议实施孕周至少在 15 周。

4. 检验

穿刺失败率约 0.1%，羊水血染和孕周过大影响培养结果。0.25% 的样本可见羊水细胞嵌合体，通常建议行进一步遗传咨询或采集胎儿血液样本排除胎儿非整倍体。一项回顾性研究显示，孕 28 周后行羊膜腔穿刺，培养失败率高达 9.7%。

5. 并发症

● 与对照组相比，胎儿丢失率 0.1% 到 1% 不等，近来的报道显示，发生率波动于最低值。

● 羊膜腔穿刺术后发生羊膜腔破裂的风险为 1% ~ 2%，但预后好于自发性未足月胎膜早破。

● 胎儿损伤和严重的母亲并发症是非常罕见的。

● 医师的经验和胎儿丢失率相关，多次操作、羊水血染和胎儿畸形可能增加胎儿丢失风险。

● 一项针对 4605 名低风险孕妇的随机对照研究显示，羊膜腔穿刺组的胎儿丢失率为 1.7%，对照组为 0.7%。最近的一项 meta 分析显示，羊穿流程相关的流产风险为 0.11%。最近来自丹麦的一项研究数据显示，羊水穿刺后的 28 天内发生流产的概率为 0.56%，术后 42 天内死胎发生率为 0.09%。

● 羊水渗漏发生率 1% ~ 2%，但是常可自行愈合，与未足月自发胎膜早破相比，胎儿丢失率较低。羊膜穿刺术后发生绒毛膜羊膜炎和宫内感染的风险很低（<0.1%）。穿刺针导致胎儿损伤的情况非常罕见，多见于既往无超声引导的案例，损伤包括眼睛、皮肤、肌腱、血管甚至大脑。严重的母体并发症主要是脓毒症和死亡，非常罕见，可能是意外损伤肠管所致，另外，微生物可污染超声凝胶和穿刺针，从而增加感染风险。

6. 并发症的危险因素

若医师每年实施的羊水穿刺案例数超过 100 例，胎儿丢失率降低。若胎儿本身存在畸形，其流产率本身就是增高的，羊穿后风险增加。血性羊水或棕色羊水常提示存在羊膜腔内出血，可能源于胎盘功能异常，导致术后胎儿丢失率较高。专家建议，若医师的胎儿丢失率超过 4/100，该医师的技能和操作流程需要接受审核。增加胎儿丢失率的风险因素有子宫肌瘤、苗勒氏管畸形、绒毛膜羊膜分离、胎盘血肿和孕妇反复阴道出血、孕妇体重指数 >40 kg/m^2、多产（>3 胎）、阴道炎、人流大于 3 次。

80　无创DNA与羊水穿刺哪个的准确性更高？

答：大家首先应该知道什么是唐氏综合征，唐氏综合征指的是21-三体这一种染色体数目异常。而我们平时所做的唐氏筛查所筛查的不只是21-三体一种染色体异常，只是简单的叫作唐氏筛查，包括21-三体、18-三体、开放性神经管畸形检查，如果在筛查中发现某一种测定的激素MOM值异常，还可以提醒医生，胎儿可能存在除外上述三种异常的染色体异常。因此，小小的血清学唐氏筛查，作用非常大，可以概括为：筛查广泛，准确性略低。在血清学筛查中，可以通过血清学检测到可能存在的染色体异常，并提醒医生进行进一步的诊断检查——羊水穿刺，检查胎儿染色体。

无创DNA是刚刚出现的一种筛查实验，目前仅用于筛查21-三体综合征、18-三体综合征和13-三体综合征三种染色体疾病，而对21-三体的检出率较高，对其他染色体的数目异常及染色体中的嵌合体型、易位型等结构异常无法筛查。可以概括为：筛查范围窄，21-三体有优势。无创DNA检查为高风险，仍然需要羊水穿刺，检查染色体进行确诊。

羊水穿刺能够检测所有的染色体数目异常和大片段的染色体结构异常，是目前胎儿染色体疾病产前诊断的"金标准"。

81　乙肝大三阳的孕妇可以做羊水穿刺吗？垂直感染的风险大吗？

答：乙肝大三阳孕妇如果唐筛检查结果提示是高风险，需要做羊水穿刺，在穿刺时避开胎盘和脐带，不会造成垂直感染。

82　孕期需要做几次超声检查？

答：正常情况下需要做5次超声检查。

（1）6～7周的早孕检查：主要确认孕周，看究竟是宫内妊娠还是宫外孕，单胎还是双胎（确认绒毛膜性）或多胎，胚胎是死的还是活的。

（2）11～14周的NT检查：主要是检查NT和抽血进行早孕期唐氏

筛查。

（3）18 ～ 24 周的系统超声检查：主要是胎儿的大畸形筛查。

（4）32 周左右的检查：主要是监测胎儿生长发育情况。

（5）37 周左右的检查：主要是对胎儿体重进行估计，确认分娩方式。

特别需要注意的是，孕 11 ～ 14 周及孕 18 ～ 24 周的检查是整个孕期最重要的两次检查，一定要到具有产前超声诊断资质的医院进行检查。

83　要不要做三维彩色超声检查？

答：正常情况下不需要做三维超声和四维超声，在有经验的超声医生手里，大畸形筛查时二维超声检查就足够了。只是在某些特殊情况下，例如需要胎儿心血管系统成像等特殊检查，才需要三维超声检查。二维超声对于绝大多数孕妇已经足够。目前胎儿畸形超声诊断标准也是以二维超声为准的。

84　超声检查能看清胎儿的手指脚趾吗？

答：超声一般能看到胎儿较大的长骨，手指及脚趾受各因素的影响常常看不到，故超声一般可排除长骨缺陷的畸形，手指及脚趾的畸形很难完全排除。

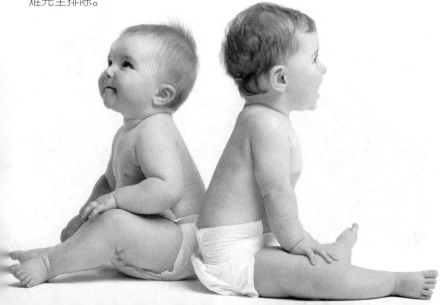

85 多次超声检查对胎儿有影响吗？有没有辐射？

答：超声检查没有辐射或射线，主要是通过超声波检查，超声波是频率在 20kHz 以上超过人耳听阈的声波。超声是无创性检查，整个妊娠期通常需要做 3 ~ 5 次，有异常情况通常会多次复查，不必担心对胎儿的危害。

小知识

　　超声波是声波，而不是电离辐射，目前还没有报道表明诊断性超声包括多普勒超声，会对胎儿造成危害。在检查强度下，理论上胎儿的温度升高可达 2℃，但实际上胎儿任何一个解剖部位都持续升温是极不可能的。其中 B 超的升温效应风险最低，彩色多普勒超声和频谱多普勒超声风险更高些。　超声装置对于不同适应证有不同配置。在产科中应用的超声装置，不会有非产科中的超声探头那样高的温度传递。即使是有最高潜在升温风险的彩色多普勒超声，应用在产科中的强度，也并不会对妊娠造成危害。

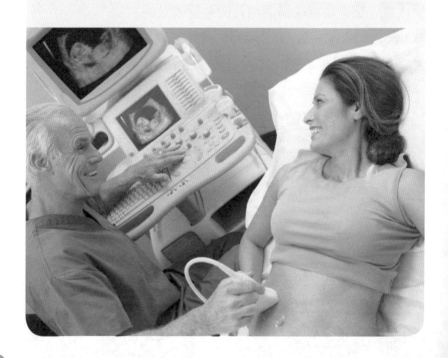

86 胎儿心脏彩超检查需在什么时候进行？可以代替一次普通的彩超检查吗？

答：胎儿心脏检查的最佳时间是孕 18 ~ 22 周，部分心脏结构需要到孕 22 周以后才能清晰显示。胎儿心脏彩超的探查探头的频率与普通彩超是不一样的，两个彩超往往需要分别进行。

胎儿心脏彩超并不能看到所有的心脏畸形，主要是对致命的畸形进行筛查，孕期由于胎儿心脏循环与新生儿不一样，因此有些先天性心脏病需要到出生后方可以诊断。

胎儿心脏彩超

先天性心脏病是导致新生儿死亡的重要原因，因此在孕期行胎儿心脏超声检查以排除较大的心脏畸形对减少先心病患儿有重要意义。胎儿超声心动图可对绝大多数的先天性心血管结构畸形、心律失常和心功能异常等做出可靠的产前诊断与评估。一旦存在先天性心脏病风险，如 NT 增厚，即应行胎儿超声心动图检查。

胎儿心脏检查的最佳时间是孕 18 ~ 22 周，部分心脏结构需要到孕 22 周以后才能清晰显示。胎儿心脏彩超检查内容包括四腔心切面和流出道切面。四腔心切面需要检查的内容包括：

（1）确定胃泡和心脏的位置，以排除是否存在膈疝或肺囊腺瘤占位等所致的胎儿畸形。

（2）观察胎儿心率和心律，正常的心率范围为 120 ~ 160 次/min。

（3）观察四腔大小、形态，观察室间隔有无缺损、房室瓣是否开放自如。

增加了流出道切面的检查后较单独四腔心切面更有助于检出锥干系统畸形，如法洛四联症、大动脉转位等。彩色多普勒成像可以显示心脏血流情况。胎儿超声心动图检查包括内脏位置关系、体静脉及肺静脉回流、卵圆孔瓣活动方向、房室连接、心室大动脉连接、大动脉位置关系和主动脉弓、动脉导管弓。

虽然产前诊断出先天性心脏病可以改善部分心脏畸形的预后，但是不同机构的产前诊出率差异很大。这些差异与检查者经验、孕妇状况、探头频率、腹部瘢痕、孕周、羊水量以及胎位不同均相关。应注意的是，胎儿心脏彩超不能替代常规的产科彩超，仅是对胎儿心脏的检查项目。

87 什么时候做胎儿系统超声检查？目的是什么？

答：系统超声是一种高级别超声，用于在普通超声中发现有异常或母体有胎儿发育异常高危因素者。我国将超声检查分为 4 个级别，我们常提的产科超声是 1 ~ 2 级超声。在妊娠 18 ~ 24 周行胎儿系统超声，通过超声对胎儿的各器官进行系统的检查，可以排除 75% ~ 90% 的胎儿异常。系统超声不是产前检查的常规检查项目。

88 S/D比值的正常值是多少？较正常值大严重吗？

答：S/D 比值是指脐动脉收缩期峰值和舒张末期流速之比。S 代表收缩期峰值流速，反映血流量；D 代表舒张末期流速，反映胎盘血管阻力。正常妊娠脐动脉血流 S/D 比值随孕周增大而逐渐降低，S/D 比值从早孕期大于 4，随着孕周增长可以降到小于 3，甚至是 2 以下。这表明胎盘逐渐成熟，胎盘内血管包括母体妊娠子宫血液循环那部分的动脉 / 静脉逐渐增多、增粗，胎盘外周阻力下降，使脐动脉在舒张期时仍能维持足够的血流以满足胎儿的血供。脐动脉血流 S/D 比值一般在孕 32 周以后在 2.7 ± 0.5 左右。在临床上 S/D 比值测定常用在胎盘功能不良、母亲疾病、胎儿生长缓慢的病例，用来观察胎盘功能和脐动脉供血情况。

89 脐动脉舒张末期血流为0是什么意思？对胎儿影响大吗？

答：脐动脉舒张末期血流为 0 是指舒张末期脐动脉无血流，提示脐带供血严重不足，胎儿往往在一周左右出现严重不良后果，一旦出现这种情况需要抓紧终止妊娠。

90 超声检查显示宝宝腿短怎么办？

答：胎儿超声下，一般测量胎儿股骨长度来评价长骨发育情况，并与相应孕周的标准值进行对比，以此来判断是否存在长骨发育异常的情况。由于人种、家族遗传等因素，胎儿长骨的发育不是总能与标准值一致。

而标准值是胎儿发育的一般情况，并非适用于每一个个案。单纯看股骨的长短不能判断孩子是否腿长腿短。只有股骨发育严重滞后，或者出现其他发育异常并存才有意义。

91 什么时间做尿碘检测？为什么要做？ 尿碘提示碘缺乏如何处理？

答：一般在孕中期会进行尿碘的测试，常与中期唐氏筛查同时进行。对有甲状腺疾病的孕妇，会随时进行尿碘检查。尿碘是检测人体碘营养状态的，母体必须保持适量碘水平，胎儿甲状腺才能正常发育，胎儿才能正常生长。轻度缺碘可间断食用海带等含碘量高的食物。

92 有子痫前期病史的孕妇有预防措施吗？如何预防？

答：对于有子痫前期病史的孕妇，如果在上次分娩后未发生高血压，且一直血压正常、体重正常，没有其他的疾病，只有 10% 左右的孕妇会再发子痫前期。一旦怀孕，及时就诊是首选方法。有研究认为，孕 12 ~ 28 周时可以开始服用小剂量阿司匹林（60 ~ 150 mg/d），能够降低子痫前期、早产、宫内发育受限的概率。但是，孕期产检是保障孕期顺利的最重要条件。

小知识

子痫病的预防

孕 28 周前每 4 周孕检一次，其后每 2 周一次直到 36 周，然后每周 1 次直到分娩，这样的孕检策略可以早期诊断子痫前期。轻度子痫前期患者每周做 1 次 NST 检查，重度患者每周做 2 次，以监测胎儿安全状况。胎儿血流监测也有意义，研究发现，对于高危患者行胎儿脐动脉 Doppler 超声检查可以减少 29% 的围产期死亡和 10% 的剖宫产。大脑中动脉收缩期峰值和静脉导管反向血流信号提示围产期死亡风险增加 10 倍。对于合并胎儿宫内生长受限的先兆子痫患者需要结合 Doppler 超声、NST 和羊水评估决策结束分娩的时间。

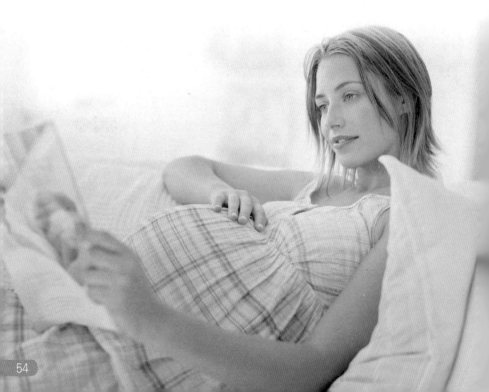

93 妊娠中期胎盘位置达到宫颈内口严重吗?

答:前置胎盘是指孕 28 周以后胎盘附着于子宫下段、达到或覆盖宫颈内口。孕 28 周前胎盘贴近或覆盖宫颈内口将来多数会随着子宫下段形成及伸展,胎盘位置上升,最终成为正常位置胎盘。

94 曾有流产史或现存在流血症状,考虑宫颈机能不全,怎么办?

答:需行妇科检查明确宫颈机能不全的诊断,并评估子宫颈长度等情况。若符合手术条件,可在孕中期行宫颈环扎术。

95 中孕期多次流产的常见原因是什么?如何预防?

答:中孕期多次妊娠流产的常见原因有宫颈机能不全、子宫畸形、母体其他疾病等,有宫颈机能不全的需进行宫颈环扎预防流产。

宫颈机能不全的诊断标准

1. 经阴道超声：单胎妊娠或曾在孕 14 ~ 36 周之间有自发性早产的孕妇，于妊娠 24 周前经阴道超声测宫颈长度小于 25 毫米。

2. 体格检查：在孕 16 ~ 23 周之间用手或检查宫颈有无扩张。

3. 既往史：既往有无痛性宫颈扩张，导致孕中期不明原因的复发性流产。

宫颈机能不全的的危险因素

1. 后天因素：早产、孕中期流产、人工流产，宫颈环形电切术（LEEP）、冷刀锥切术、激光锥切术等宫颈手术,宫颈裂伤、与宫颈有关的任何手术（如清宫、刮宫、宫腔镜以及其他需要扩张宫颈的手术等）。

2. 先天因素：宫内接触己烯雌酚、胶原血管疾病（罕见）、苗勒氏管异常。

宫颈机能不全的选择性预防策略

1. 流产的方法：优先考虑药物，而非人工流产手术。

2. 术前柔缓的促宫颈软化成熟：在进行人工流产、清宫、刮宫、宫腔镜等宫颈相关手术前考虑促宫颈软化成熟（如使用米索前列醇、昆布条），使子宫颈柔缓扩张，以减少强行机械扩张带来的宫颈裂伤、出血等并发症。

3. 避免宫颈裂伤，一旦发现及时修复：确保第二产程开始前宫颈充分扩张，控制急产，阴道分娩时助产人员适宜的技术操作。

96 宫颈环扎的最佳时间是什么时候？

答：1. 孕前明确诊断为宫颈机能不全者，一般选在 14 ~ 16 周，也可以选择在上次流产周数前 4 周。在 14 ~ 16 周环扎成功率高，并发症相对低，20 周以后的成功率逐步降低。

2. 紧急环扎：宫颈进行性开大或胎囊突入阴道内并伴有规律宫缩时行紧急环扎术，在入院 24 小时内完成，成功率很低。

经阴宫颈环扎的适应证

    1. 有 3 次或 3 次以上不明原因中孕期流产及早产史者；

    2. 孕前经宫颈检查确诊的宫颈机能不全者；

    3. 孕期体检时发现宫颈口开大、胎囊突出宫颈口外者；

    4. 妊娠中期经阴道超声发现宫颈长度变短者。

经阴宫颈环扎的禁忌证

    1. 绝对禁忌证：胎膜早破、绒毛膜羊膜炎、胎儿畸形、宫腔出血。

    2. 相对禁忌证：前置胎盘、胎儿生长受限。

97 何时进行糖尿病筛查？是所有孕妇都需要做吗？

答：所有孕妇均应在孕早期行空腹血糖检查，如果血糖 >4.4mmol/L，或有糖尿病高危因素，应当于 24 ~ 28 周行 75g 糖耐量试验。

98 75g糖耐量试验（OGTT）的方法是什么？
诊断标准是什么？

答：方法：试验前 1 日晚餐后禁食至少 8 小时至次日晨。检查时 5 分钟内口服含 75g 葡萄糖的液体 150ml，分别抽取服糖前、服糖后 1 小时、2 小时的静脉血（从开始饮用葡萄糖水计算时间）。

诊断标准：空腹及服糖后 1、2 小时的血糖值分别为 5.1mmol/L、10.0mmol/L、8.5mmol/L，任何一点血糖值达到或超过上述标准即诊断为妊娠期糖尿病。

    对于一次测定 75g OGTT 正常孕妇，如果出现羊水多、胎儿较大、体重过度增加时，医生会重复测定 75g OGTT。有些孕妇由于不注意饮食和运动，会在孕晚期出现糖尿病。

99 怀孕后测血糖正常，为何尿糖阳性?

答：妊娠期肾小球滤过率增加，而肾小管对葡萄糖重吸收能力未相应增加，约 15% 孕妇饭后出现妊娠期生理性糖尿，孕期不能根据尿糖诊断糖尿病。

小知识

妊娠糖尿病的类型和诊断标准

妊娠期糖尿病包括两种情况：一是妊娠前已患有糖尿病的病人妊娠，称为孕前糖尿病（pregestational diabetes mellitus,PGDM）；另一种为妊娠后首次发生的糖尿病，又称为妊娠期糖尿病（gestational diabetes mellitus,GDM）。孕妇多为后者，近年来发病率有所上升。由于妊娠期大幅度的血糖波动对母儿有较大危害，如羊水过多、早产、死胎、新生儿低血糖等，故妊娠期需对血糖监测给予重视。

妊娠期母体对糖的利用增加，通过肾脏排出的糖也增加，同时胎儿也消耗母体的葡萄糖，这些都导致了妊娠期空腹血糖较非妊娠期低。同时由于胎盘分泌的胎盘生乳素、雌激素、孕激素、肿瘤坏死因子等，对胰岛素有拮抗作用，机体对胰岛素敏感性下降，β 细胞为代偿会促进胰岛素的分泌。因此孕期的血糖控制，要较非孕期更为严格。

对于满足以下任意一项者，即可诊断为孕前糖尿病（PGDM）。

1. 妊娠前已确诊为糖尿病的患者。

2. 妊娠前未进行过血糖检查的孕妇，尤其存在糖尿病高危因素者，首次产前检查时需明确是否存在糖尿病，妊娠期血糖升高达到以下任何一项标准应诊断为 PGDM。(1) 空腹血浆葡萄糖 (FPG) ≥ 7.0 mmol/L(126 mg/dl)。(2)75 g 口服葡萄糖耐量试验 (OGTT)，服糖后 2 h 血糖≥ 11.1 mmol/L(200 mg/dl)。(3) 伴有典型的高血糖症状或高血糖危象，同时随机血糖≥ 11.1 mmol/L(200 mg/dl)。(4) 糖化血红蛋白 (HbAlc) ≥ 6.5%，但不推荐妊娠期常规用 HbAlc 进行糖尿病筛查。

对于满足以下任意一项者，即可诊断为妊娠糖尿病（GDM）。

1. 推荐医疗机构对所有尚未被诊断为 PGDM 或 GDM 的孕妇，在妊娠 24 ~ 28 周以及 28 周后首次就诊时行 75g OGTT。服糖前及服糖后

1h、2h，血糖值应分别低于 5.1 mmol/L、10.0 mmol/L、8.5 mmol/L(92mg/dl、180mg/dl、153 mg/dl)。任何一项血糖值达到或超过上述标准即诊断为 GDM。

2. 孕妇具有 GDM 高危因素或者医疗资源缺乏地区，建议妊娠 24～28 周首先检查空腹血糖。FPG ≥ 5.1 mmol/L(92mg/dl)，可以直接诊断 GDM，不必行 OGTT；FPG<4.4 mmol/L(80 mg/dl)，发生 GDM 可能性极小，可以暂时不行 OGTT；FPG ≥ 4.4 mmol/L 且 <5.1mmol/L 时，应尽早行 OGTT。

这里需注意，妊娠早、中期随孕周增加 FPG 水平逐渐下降，尤以妊娠早期下降明显，因而，妊娠早期 FPG 水平不能作为 GDM 的诊断依据。未定期检查者，如果首次就诊时间在妊娠 28 周以后，建议首次就诊时或就诊后尽早行 OGTT 或 FPG 检查。OGTT 实验可以复查，对于有高危因素首次结果正常但临床提示血糖升高者，孕晚期可再次检查 OGTT。

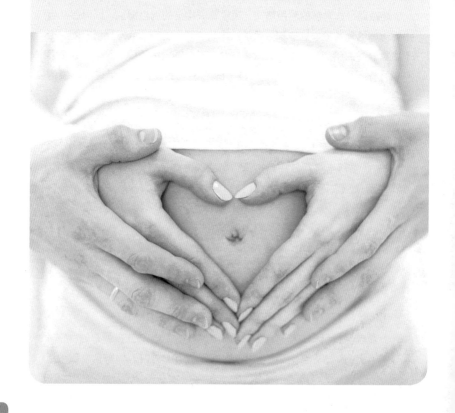

100 妊娠期糖尿病（GDM）和孕前糖尿病（PGDM）对胎儿及新生儿有哪些影响？

答：糖尿病容易出现：

（1）胎儿畸形；

（2）巨大儿；

（3）胎儿生长受限；

（4）流产和早产；

（5）新生儿低血糖；

（6）新生儿呼吸窘迫。

糖尿病对于母儿可增高其围生期并发症的风险，因此对妊娠糖尿病的孕妇应加强对妊娠期高血压疾病、羊水、妊娠合并阴道炎、妊娠期甲状腺功能异常等疾病的检测。尤其需要防止酮症酸中毒

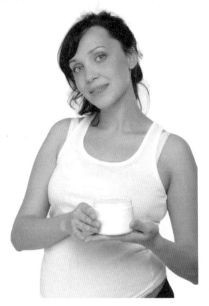

的发生。妊娠期出现不明原因恶心、呕吐、乏力、头痛甚至昏迷者，注意检查血糖和尿酮体水平，必要时行血气分析，明确诊断。糖尿病孕妇的胎儿畸形风险较一般胎儿风险高，妊娠早期血糖未得到控制的孕妇，尤其要注意应用超声检查胎儿中枢神经系统和心脏的发育，有条件者推荐行胎儿超声心动图检查。妊娠晚期应每 4 ~ 6 周进行 1 次超声检查，监测胎儿发育，尤其注意监测胎儿腹围和羊水量的变化等。血糖控制不理想，需要应用胰岛素或口服降糖药物者，因血糖波动易导致胎死宫内，应自妊娠 32 周起，每周行 1 次无应激试验 (non-stress test，NST)。可疑胎儿生长受限时尤其应严密监测。

母亲为 PGDM 和 GDM 的新生儿出生后易发生低血糖，因此生后 30 分钟内即需要测定末梢血糖。此类新生儿需按照高危儿处理，注意保暖，提早喂糖水、开奶，必要时静脉补充 10% 葡萄糖。由于糖尿病的胎儿肺发育晚于正常胎儿，因此生后需注意新生儿呼吸状况，密切关注新生儿呼吸窘迫综合征的发生。

101 确诊为糖尿病（无论妊娠期或妊娠合并），饮食应注意哪些问题？

答：营养摄入量推荐应根据不同妊娠前体质量和妊娠期的体质量增长速度而定。一般来说，亚洲女性孕期体重增加应为 10 ~ 12.5kg，对孕前体重较大者体重增加不应超过 8kg。

1. 虽然需要控制糖尿病孕妇每日摄入的总能量，但应避免能量限制过度。妊娠早期应保证不低于 1 500 kcal/d(1 kcal=4.184 kJ)，妊娠晚期不低于 1 800 kcal/d。碳水化合物摄入不足可能导致酮症的发生，对孕妇和胎儿都会产生不利影响。

2. 少量多餐、定时定量进餐对血糖控制非常重要。早、中、晚三餐的能量应控制在每日摄入总能量的 10% ~ 15%、30%、30%，每次加餐的能量可以占 5% ~ 10%，有助于防止餐前过度饥饿。

3. 医学营养治疗过程应与胰岛素应用密切配合，防止发生低血糖。

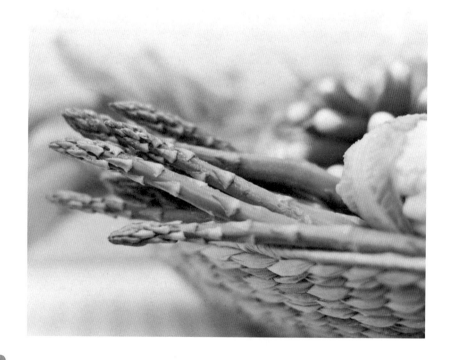

102 确诊为妊娠期糖尿病后，单纯节食就可以吗？

答：确切地说，为保证血糖正常而进行的饮食结构调整不叫节食，叫控制饮食，即在保证能量供给的情况下，通过改变饮食结构，并结合运动，以达到目标血糖浓度，并保证机体正常生命活动。但若血糖仍未达到预期，则需辅助胰岛素控制血糖。应避免因进食不足而出现的低血糖情况。

103 妊娠期糖尿病的孕妇一定需要剖宫产吗？

答：不一定。糖尿病本身并不是剖宫产的指征。决定阴道分娩者，应制定分娩计划，产程中密切监测孕妇的血糖、宫缩、胎心率变化，避免产程延长。择期剖宫产的手术指征为糖尿病伴严重微血管病变，或其他产科指征。妊娠期血糖控制不好、胎儿偏大（尤其估计胎儿体质量 ≥ 4 250 g 者）或既往有死胎、死产史者，会适当放宽剖宫产指征。

104 为什么建议妊娠期糖尿病的孕妇38周后即分娩？

答：并不是所有妊娠期糖尿病的孕妇都需 38 ~ 39 周之间分娩。对于经饮食控制后血糖控制良好且不存在任何并发症的孕妇，推荐在 39 周之后分娩。血糖控制不良或需要使用胰岛素治疗的孕妇，很容易在孕晚期由于母体血糖的波动，造成胎儿在宫内出现异常，少数情况下会出现胎死宫内，因此，对于控制不良或需要胰岛素治疗的孕妇，在 38 周后，胎儿成熟就应当分娩，以免胎儿出现异常。对于血糖控制良好的孕妇，建议在预产期左右分娩。

105 若为妊娠期糖尿病，产后会恢复正常吗？需要多长时间？

答：多数人产后即可恢复正常血糖，但根据 2013 年 ACOG 指南，有 15% ~ 50% 不等的产妇会在产后数年发展成为 2 型糖尿病。因此推荐在产后 6 ~ 12 周应复查血糖或做糖耐量实验，并在产后注意健康的生活饮食方式，定期监测血糖。

小知识

产后胰岛素的应用

对于妊娠糖尿病（GDM）的产妇,产后胰岛素应用与否应参照血糖而定。控制标准如下：

1 妊娠期应用胰岛素的产妇剖宫产术后禁食或未能恢复正常饮食期间,予静脉输液,胰岛素与葡萄糖比例为 1∶(4～6),同时监测血糖水平及尿酮体, 根据监测结果决定是否应用并调整胰岛素用量。

2 妊娠期应用胰岛素者,一旦恢复正常饮食,应及时行血糖监测,血糖水平显著异常者,应用胰岛素皮下注射,根据血糖水平调整剂量,所需胰岛素的剂量一般较妊娠期明显减少。

3 妊娠期无须胰岛素治疗的妊娠糖尿病（GDM）产妇,产后可恢复正常饮食,但应避免高糖及高脂饮食。

糖尿病产妇产后可正常母乳喂养,而且母乳喂养可减少产妇的胰岛素应用,子代发生糖尿病的风险也会下降。若产后空腹血糖（FPG）反复≥7.0 mmol/L,应视为孕前糖尿病（PGDM）,建议转内分泌专科治疗。所有的妊娠糖尿病（GDM）妇女在产后 6~12 周随访,用 75g 糖耐量筛查（OGTT）及非妊娠的糖尿病诊断标准筛查永久性糖尿病,以便于指导其未来的生活方式。

106 如何监测血糖?

答:一旦确诊,无论是妊娠期糖尿病（GDM）还是孕前糖尿病（PGDM）都需要在孕期对血糖进行检测,分为两种方法：(1) 自我血糖监测：根据 2014 年中国妇产科协会指南,采用微量血糖仪自行监测毛细血管全血血糖水平。新诊断的高血糖孕妇、血糖控制不良或不稳定者以及妊娠期应用胰岛素治疗者,应每日检测血糖 7 次,包括三餐前、三餐后 2 小时和夜间血糖；血糖控制稳定者,每周至少行血糖轮廓试验 1 次,根据血糖结果及时调整胰岛素用量；不需要用胰岛素的孕妇,建议每周至少检测 1 次全天血糖,包括末梢空腹血糖及三餐后 2 小时末梢血糖共 4 次。(2) 连续动态血糖监测：仅用于血糖控制不理想的 PGDM 或血糖明显异常而需要加用胰岛素的 GDM 孕妇。大多数 GDM 孕妇并不需要连续动态血糖监测。

妊娠期血糖控制标准

对于糖尿病孕妇，妊娠期血糖控制需达到如下标准：

1 PGDM 患者妊娠期血糖控制应达到下述目标：妊娠早期血糖控制勿过于严格，以防低血糖发生；妊娠期餐前、夜间血糖及 FPG 宜控制在 3.3 ~ 5.6 mmol/L(60 ~ 99 mg/dl)，餐后峰值血糖 5.6 ~ 7.1 mmol/L(100 ~ 129 mg/dl)，HbAlc（糖化血红蛋白）<6.0%。

2 GDM 患者妊娠期血糖应控制在餐前及餐后 2 小时血糖值分别 ≤ 5.1mmol/L、6.7 mmol/L(95mg/dl、120 mg/dl)，特殊情况下可测餐后 1 小时血糖 ≤ 7.8 mmol/L（140 mg/dl）；夜间血糖不低于 3.3 mmol/L(60 mg/dl)；妊娠期 HbAlc 宜 <5.5%。

3 HbAlc 反映取血前 2 ~ 3 个月的平均血糖水平，可作为评估糖尿病长期控制情况的良好指标，多用于 GDM 初次评估。用胰岛素治疗的糖尿病孕妇，推荐每 2 个月检测 1 次。

妊娠期控制血糖首选胰岛素治疗，胰岛素初始使用应从小剂量开始，0.3 ~ 0.8 U/(kg.d)。每天计划应用的胰岛素总量应分配到三餐前使用，分配原则是早餐前最多，中餐前最少，晚餐前用量居中。每次调整后观察 2 ~ 3 天 判断疗效，每次以增减 2 ~ 4 U 或不超过胰岛素每天用量的 20% 为宜，直至达到血糖控制目标。有研究证明二甲双胍和格列本脲在妊娠期的安全性与有效性，但我国尚未推荐妊娠期使用口服降糖药物。

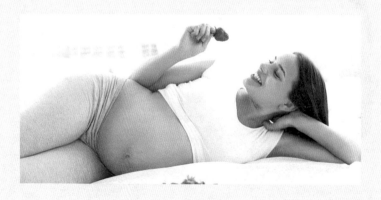

107 孕期检查示卵巢囊肿怎么办?

答：孕期合并卵巢囊肿若无明显肿瘤相关指标增长（主要为 CA-125）或囊肿无迅速增大者可暂不处理。若上述情况发生，则需尽快进行手术处理，以孕中期手术最为安全。妊娠晚期发现者，可等待至足月，临产后若肿瘤阻塞产道即行剖宫产术，同时切除肿瘤。

小知识

妊娠合并卵巢肿瘤

卵巢肿瘤（ovarian tumor）是常见的妇科肿瘤，妊娠合并卵巢肿瘤时，多为卵巢肿瘤先存在，继而受孕，妊娠早期需与黄体相鉴别。早期无任何症状，偶有出现肿瘤蒂扭转时，可出现剧烈的腹痛，伴有恶心、呕吐。肿瘤较大时，妇科检查时可在一侧附件区触及肿物。B超是明确肿瘤位置、大小、形态与子宫的关系和性质的首选方法。对于良性肿瘤，在妊娠早期可不做处理，以避免流产。若肿瘤无明显增大，也未发现明显证据证明恶变，可暂不处理。若需手术处理者，以妊娠中期16周后为宜。对于28周后发现者，因手术较困难易引起早产，可选择剖宫产中或顺产后1周内进行手术切除。若发生肿瘤蒂扭转，则应尽早手术治疗。对于卵巢恶性肿瘤，应立即手术治疗。(1) 临床Ia期且病变属于低度恶性，对侧活检及盆、腹腔冲洗液细胞学检查未查到癌细胞，可做单侧附件切除，妊娠可持续至足月。(2) 对于病变已超出Ia期的上皮性癌，则应做全子宫双附件切除，大网膜、阑尾切除，腹膜后淋巴结清除以及转移灶切除，施行"肿瘤细胞减灭术"。(3) 对于恶性生殖细胞肿瘤、颗粒细胞瘤，亦可切除病变的卵巢（尽管有转移，但对侧卵巢多属阴性）及转移瘤，保留妊娠子宫及对侧卵巢。(4) 卵巢癌病人均应接受化疗，早期病例只做单侧附件切除，足月分娩后6周开始化疗；切除全子宫双附件等行细胞减灭术的病人，术后即应化疗。

108　子宫肌瘤对妊娠有影响吗？有子宫肌瘤一定需剖宫产吗？

答：肌瘤对妊娠的影响与其大小及生长部位相关，多数子宫肌瘤不影响受孕和妊娠过程，但在怀孕期间，肿瘤往往会明显增大，若有子宫肌瘤变性导致孕期腹痛的，需要住院治疗。特殊位置的子宫肌瘤可导致早期流产、内膜供血不足、产道梗阻及产后出血等。子宫肌瘤患者如肌瘤不大、位置较高，多能自然分娩，但须预防产后出血。若肌瘤阻碍胎儿下降，则需剖宫产。

妊娠合并子宫肌瘤

　　子宫肌瘤（uterine myoma）是女性生殖器最常见的良性肿瘤，由平滑肌和结缔组织组成。因许多患者并无症状，常在体检或孕超声检查时发现。妊娠合并子宫肌瘤易发生流产，可致胎位异常、胎儿宫内发育受限、前置胎盘等。肌瘤的影响与其位置、大小和是否变性密切相关。妊娠期子宫肌瘤会明显增长，妇科检查子宫长大超过孕龄，部分变软，部分质硬，宫颈着色。且随着停经月份的增加，腹部可触及较软的妊娠子宫，子宫上可触及较硬的结节或实性包块。若没有出现压迫、疼痛、阴道流血等症状，也未影响胎儿生长，妊娠期可暂不做处理，定期产检即可。若肌瘤位于子宫下段，分娩期可能导致产道梗阻、宫缩乏力和产后出血，因此必要时需行剖宫产术，酌情切除肌瘤。若妊娠期子宫肌瘤出现变性，多采取姑息治疗，不做手术，多能自行好转。浆膜下肌瘤可出现蒂扭转时，经保守治疗无效后需手术治疗。

109　孕期出现口唇疱疹对胎儿有影响吗？

答：口唇疱疹病原体为单纯疱疹Ⅰ型，不会导致胎儿畸形，也不影响胎儿发育。

妊娠期病毒感染

　　妊娠期由于母体的免疫力低下，对传染性疾病的易感性增加。常见的妊娠期病毒感染包括巨细胞病毒（CMV）、微小病毒B19、水痘－带状疱疹病毒。

110 孕期感染巨细胞病毒对胎儿有影响吗？

答：CMV 是一种广泛存在的双链 DNA 病毒，主要通过性接触或直接接触受感染者的血液、尿液或唾液传播。潜伏期 28 ~ 60 天，平均 40 天，感染后诱导集体产生特异性 IgM 抗体，随后出现 IgG 抗体，感染后 2 ~ 3 周可出现病毒血症。大多数成人 CMV 无症状，诊断需血清学检查。诊断方法如下：(1) 检测孕妇血清抗体水平，间隔 3 ~ 4 周后重复测定。诊断依据包括血清转化现象（初次血清抗体阴性的孕妇出现特异性 IgM 抗体），或者 IgG 抗体滴度增加 4 倍。(2)IgG 抗体亲和力测定：亲和力指数 <30%，提示孕妇 CMV 感染为近 2 ~ 4 个月内的原发性感染。IgM 抗体阳性伴随低亲和力 IgG 抗体在诊断母体原发性 CMV 感染方面优于单纯血清抗体检测。

CMV 是最常见的先天性感染，可通过母婴垂直传播，在妊娠期主要经胎盘传播造成宫内感染，也可经阴道分娩时经生殖道分泌物传播或乳汁传播给新生儿。其中宫内感染 CMV 导致新生儿出现后遗症的风险最大，其余方式多无症状。一旦母体确定 CMV 感染，建议转诊到母胎医学中心或感染性疾病专家处，连续进行超声监测，评价胎儿生长情况。新生儿可表现为黄疸、皮肤出血点、血小板减少、肝脾肿大、发育迟缓、心肌炎和非免疫性水肿等。严重者可并发严重的神经系统后遗症。先天性听力丧失是先天性 CMV 感染最严重的后遗症。

目前尚无用于确诊孕妇或胎儿 CMV 感染的办法，且 CMV 尚无疫苗。循证医学也不推荐孕妇在孕期常规行 CMV 血清学筛查。

111 孕期感染人类微小病毒对胎儿有影响吗?

答: 人类微小病毒 PVB19 是一种单链、线性 DNA 病毒,主要通过呼吸道分泌物及手 – 口接触传播,也可经过血制品及母婴传播。感染者在感染 PVB19 病毒 5 ~ 10 天后即具有传染性,其还具有自限性特点,一次感染后即具有终身免疫能力。PVB19 病毒可以通过胎盘,孕妇感染 PVB19 病毒后可通过母胎垂直传播途径引起胎儿宫内感染。尽管大多数情况下胎儿宫内感染可自发缓解,不影响胎儿结局,但部分患者 PVB19 病毒宫内感染可导致胎儿水肿、死胎和自然流产等严重不良妊娠结局。胎儿宫内感染风险及对妊娠结局的影响与感染时孕周相关,以孕中期最易发生(17 ~ 24 周)。孕妇一旦暴露于 PVB19 病毒后,应尽快行血清学筛查以确定是否需要动态监测血清学变化。一旦 IgM(+),无论 IgG 结果,均应监测胎儿的潜在感染。胎儿 PVB19 感染可采用 PCR 检测羊水中的 DNA。确诊孕妇急性 PVB19 病毒感染后,应连续行超声检查动态监测胎儿有无水肿或贫血。此外,多普勒超声检测胎儿大脑中动脉收缩期峰值血流速度,可以预测胎儿是否存在贫血。PVB19 病毒感染伴胎儿水肿或怀疑存在严重胎儿贫血时,应采集胎儿血样,并做好输血准备。胎儿出现严重贫血时应考虑宫内输血。PVB19 的防治方法非常有限,即便识别了急性 PVB19 病毒感染,也不能完全确定胎儿情况。目前不推荐孕前和孕期常规筛查 PVB19。

112 孕期感染水痘-带状疱疹病毒对胎儿有影响吗?

答: 水痘 – 带状疱疹病毒(VZV)是一种 DNA 病毒,传染性极强,通常经呼吸道和接触传播。潜伏期为暴露后 10 ~ 20 天,平均 14 天。原发性感染称水痘,成人较儿童患病严重。其后病毒可潜伏在神经节中,待机体免疫功能下降时,可再次激活形成多沿神经分布的水泡,称为带状疱疹。一般原发性感染后,机体终身具有免疫力。妊娠期发生水痘,孕妇易发生肺炎,造成孕妇死亡。VZV 病毒也可透过胎盘造成胎儿和新生儿水痘,新生儿感染 VZV 后死亡率较高。

母体 VZV 感染的诊断可依靠典型症状和既往水痘病史。胎儿 VZV 感染可在超声下观察到胎儿水肿、肝脏和肠道强回声、心脏畸形、肢体畸形、小头畸形及胎儿生长受限。皮疹出现 24 小时以内孕妇可口服阿昔洛韦治疗病毒感染，母亲在孕晚期患水痘的新生儿，应根据病程长短，选择使用水痘 – 带状疱疹免疫球蛋白，目前国家已建议小儿在儿童期使用水痘疫苗，对有女孩子的家庭，建议其在儿童期注射水痘疫苗，减少将来孕期感染概率。

113 孕期感染生殖道疱疹对胎儿有影响吗？

答：生殖道疱疹（genital herpes）是单纯疱疹病毒（HSV– II 型）感染外阴或肛门的生殖器皮肤黏膜引起的性传播疾病。导致生殖器疱疹的单纯疱疹病毒是 HSV– II 型。生殖道疱疹为性传播疾病，一经进入人体可终身潜伏，常造成慢性反复发作。最初表现为红斑、丘疹或丘疱疹，局部有瘙痒、疼痛或烧灼感，病程常持续 15 ~ 20 天，常伴有发热、头痛、肌痛及全身不适，常自然缓解、反复发作。对既往有过 HSV 感染（主要为口唇或颜面部疱疹）患者，可自觉症状较轻。新生儿分娩时经产道传给新生儿，引起新生儿 HSV 感染，为妊娠期生殖器疱疹的不良后果。可分为局限型、中枢神经系统型和播散型。常在生后 3 ~ 30 天出现症状，表现为吃奶时吸吮无力、昏睡、发热、抽搐、惊厥或发生皮损，可出现结膜炎、角膜炎，也可伴有黄疸、紫绀、呼吸困难，严重者循环衰竭造成新生儿死亡。实验室辅助检查：细胞培养 HSV 阳性、酶联免疫吸附试验或免疫荧光试验检测 HSV 抗原阳性、PCR 检测 HSV 核酸阳性、HSV-2 型特异性血清抗体检查（+）都可作为 HSV 感染依据。

无症状或亚临床型生殖器 HSV 感染者，通常无须药物治疗。有症状者治疗包括全身治疗和局部治疗两方面。全身治疗主要是抗病毒治疗（目前认为，孕妇初发生殖器疱疹患者可口服阿昔洛韦，有并发症者可静脉滴注阿昔洛韦）和治疗合并感染，局部则包括清洁创面和防止继发感染。对于频繁复发或新近感染的孕妇生殖器疱疹患者，在妊娠最后 4 周时，可通过持续的阿昔洛韦治疗以降低剖宫产率。对于有活动性皮损或有发作前驱症状的孕妇,在无禁忌证的前提下,可于破膜之前进行剖宫产术,但剖宫产术并不能完全防止新生儿疱疹。对无活动性皮损的孕妇患者,可从阴道分娩,但分娩后对其新生儿是否出现发热、昏睡、吃奶时吸吮力、抽搐或发生皮损进行密切监测,以便及时处理。

114 产检时测体重是必需的吗?

答:体重测量是孕妇产检的必要检查项目,一般情况下,孕妇测体重的时间从第一次产检就开始,接着在每一次产检时都需要孕妇进行体重测量,从而及时了解孕妇和胎儿的发育情况,并及早发现妊娠并发症。孕期体重正常增加是营养均衡的标志,也是妊娠过程正常的表现。如果出现体重不增加或体重过度、过快增加,常提示孕妇可能存在异常情况,医生会做相应处理。因此体重测量是孕妇产检的必要检查项目。

小知识

妊娠期肥胖的风险

妊娠期肥胖不仅仅会增加孕妇自身的风险,还会对胎儿带来危害。

肥胖对于母亲的影响:妊娠期高血压、子痫前期、妊娠期糖尿病的风险增加,剖宫产率也会上升。

肥胖对于胎儿的不良影响:出生缺陷的风险增加,例如先天性心脏病和神经管缺陷;如果腹部脂肪太厚,无法看清楚胎儿的器官结构,会影响超声检查的准确性。同时,巨大儿、早产、死胎的发生率也都会上升。过胖的母亲更容易分娩体重较大的孩子,而出生时体重较大的孩子在成年后心脑血管疾病、糖尿病的发病率会增加。

115 孕期体重增加应控制在什么范围？

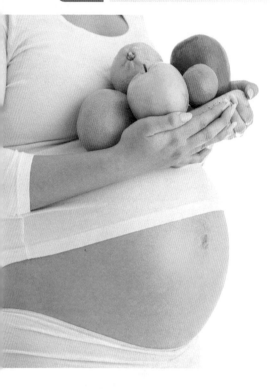

答：孕期体重的增加主要来自两个方面：一是胎儿、胎盘和羊水的重量；二是母体子宫、乳房的增大、血容量的增加和水分潴留及皮下脂肪沉积的重量。总体来说，整个妊娠期体重增加12.5kg 左右最合适。不同孕周体重增长速度不同：妊娠 12 周前孕妇体重增加 1 ~ 1.5kg，早孕反应重者，体重无明显变化。妊娠 13 周起体重增加 0.25 ~ 0.35kg/ 周。妊娠 28 周后，体重增加 0.5kg/ 周，如果体重增加超过 0.5kg/周，需要注意饮食、运动调整，同时注意有无水肿的发生。

116 孕期体重增长得越多越好吗？如何监测体重变化？

答：妊娠期需科学地管理体重，体重增加过多可导致流产、早产、产程延长、妊娠期糖尿病、子痫前期发病率增加等发生。妊娠期体重增长需参考妊娠前 BMI 指数。孕妇应当从怀孕早期开始，每周至少测量体重一次，如果发现体重突然增加或者减少，应当及时就医。

小知识

胖人和瘦人在孕期的体重增加标准是不一样的，美国 IOM（医学科学院）根据孕妇和围产儿的结局，给出了孕期体重的合理增加范围，可以供大家参考，详见下面两个表。

小知识

妊娠期体重增长与妊娠结局

表1 单胎妊娠孕妇体重增长建议	
妊娠前 BMI	孕期体重增长（kg）
<18.5	12.5 ~ 18
18.5 ~ 24.9	11.5 ~ 16
25.0 ~ 29.9	7 ~ 11.5
≥ 30	5 ~ 9

表2 双胎妊娠孕妇体重增长建议	
妊娠前 BMI	孕期体重增长（kg）
18.5 ~ 24.9	17 ~ 25
25.0 ~ 29.9	14 ~ 23
≥ 30	11 ~ 19

　　研究表明，体重增加保持在上述范围内时，母儿并发症发生最少。但应注意，虽然严格控制体重增长有利于减少母儿并发症，但过度限制营养摄入则会导致孕妇营养不足并发生胎儿生长受限。应根据个体不同，适当调整孕期饮食。

　　孕前 BMI 及孕期体重增长与胎儿出生体重、早产、出生缺陷等有关。有研究表明，孕前 BMI 及孕期体重增长与新生儿出生体重呈正相关，而无论孕前 BMI 如何，体重增加过快的孕妇（> 0.79kg/ 周）早产风险增加。此外，肥胖孕妇的死胎率高于正常体重的孕妇，也更易发生胎儿先天性畸形。

　　对孕妇本身而言，肥胖和极度肥胖以及孕期体重增加过多的孕妇子痫前期、妊娠期糖尿病的发病率明显高于正常体重孕妇，剖宫产率也更高。

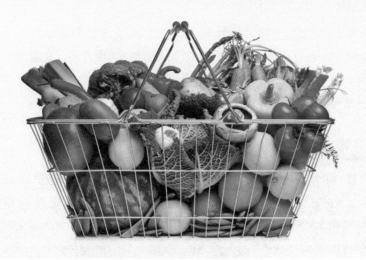

117 孕期多吃水果有影响吗？每天可以摄入多少？

答：孕妇应当摄入一定量的水果，但因有些水果中含糖量较高，不建议过多摄入。一般来说，每天摄入棒球大一个水果就足够了。

118 孕期一定需要补钙吗？DHA等营养品是必须吃的吗？

答：进入妊娠中晚期后，若孕妇饮食中有充分的奶制品和每天不少于 20 分钟的日晒，可以考虑不用额外补钙，否则在孕中晚期可以口服补钙。如果不能晒太阳补充钙的话需补充维生素 D。对 DHA 在孕期的作用，目前没有明确的医学证据。

119 孕期感冒是扛过去还是吃药？

答：普通感冒，症状较轻，且没有发热，可注意休息，多饮水，吃含维生素 C 多的食物。一旦出现发热、咳嗽及其他较重症状，需及时就诊。如果出现了细菌感染情况，应及时使用抗生素。腋温超过 38.5℃，需立即使用安全的退烧药（如对乙酰氨基酚）。

120 孕期便秘如何处理？

答：孕期由于孕激素的升高及子宫的压迫，很多孕妇会出现不同程度的便秘。轻者可考虑改变饮食结构，增加蔬菜摄入量、注意饮水等，较重者则需口服食物纤维素，如乳果糖。开塞露因明显增加腹压，所以孕期避免使用。

121 妊娠期痔疮加重怎么办？

答：痔疮可在妊娠期间首次出现，妊娠也可使已有的痔疮复发和恶化。孕期增大的妊娠子宫伴或不伴便秘会使痔静脉回流受阻，引起直肠静脉压升高，导致痔疮产生或加重。除多吃蔬菜和少吃辛辣食物外，通过温水清洗、服用软便剂可缓解痔疮引起的疼痛和肿胀感。必要时需使用药物治疗痔疮。

妊娠期便秘的原因很多

激素作用：怀孕以后孕激素分泌增多，胃动素分泌减少会导致肠道蠕动缓慢。

机械性因素：子宫增大会导致肠道蠕动更加缓慢，增大的子宫限制了膈肌、腹肌运动，增加了排便困难。

结肠水分吸收增加：怀孕以后肠道蠕动减慢，大便在肠道停留时间较长，导致结肠水分吸收增加，大便秘结。

药物因素：孕期常用的药物，如铁剂、钙剂，都会不同程度地引起便秘。

饮食、活动因素：怀孕以后，如果膳食纤维摄入不足，再加上活动量减少，都会进一步抑制结肠蠕动。

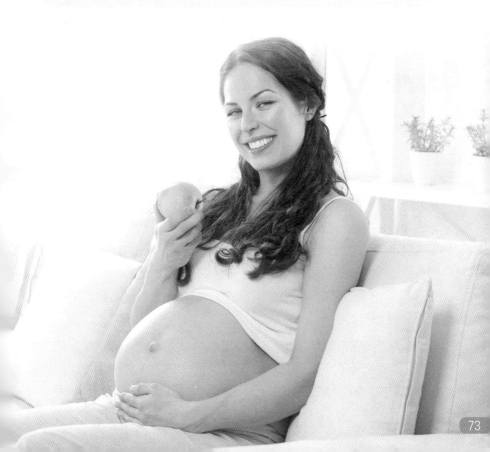

122 如何对付便秘?

答:便秘是个小问题,但是便秘很麻烦,处理起来并不那么简单。首先应尽量避免便秘发生,一切从生活方式开始:合理的高纤维素膳食、多饮水、适量运动、建立良好的排便习惯是预防便秘的有效方法。

膳食:要增加纤维素和水分的摄入,也就是多吃蔬菜多喝水。推荐每日摄入膳食纤维 25 ~ 35g,每日至少饮水 1.5L。主食也可以选择含纤维素较高的粗粮、糙米等。

适量运动:除了有严格指征需要卧床休息的孕妇,绝大多数孕妇都应当在整个孕期保证适量运动。

建立良好的排便习惯:结肠活动在晨醒和餐后时最为活跃,建议患者在晨起或餐后 2 小时内尝试排便,排便时集中注意力,减少外界因素的干扰。

便秘的药物治疗:如果通过以上的处理仍无法缓解便秘,可以进行药物治疗。乳果糖是双糖渗透性泻药,服用后不会被吸收入血,不影响营养吸收,不影响胎儿生长发育,不影响哺乳,不会引起血糖波动,对于乳糖不耐受的人群,乳果糖同样适用。对于妊娠期便秘,乳果糖的治疗效果比较好,安全且副作用少。孕妇有痔疮并发便秘时可以使用太宁栓,该药是一种含有海藻提取物(角菜酸酯)的肛门栓剂,有润滑作用,使粪便易于排出。

孕期禁用和慎用的药物:孕妇禁用含麝香的中药栓剂及乳膏;请谨慎使用润滑类泻药开塞露,开塞露有增加流产和早产的潜在风险,用药前要请教你的妇产科医生。

123 孕期突然出现皮肤瘙痒，需要注意哪些问题？需要做哪些检查？

答：应首先排除皮肤疾病，如皮疹等。若孕晚期出现无皮疹的皮肤瘙痒，则需检查血清胆汁酸、肝功能、血清胆红素，检查是否存在妊娠期肝内胆汁淤积。

124 孕期尿常规示尿蛋白阳性应如何处理？

答：若没有其他疾病且暂无其他症状（如血压升高、水肿等）可1～2周后复查尿常规，再次评估。若尿蛋白量较大，需立即排除各种导致肾脏损伤的疾病。若存在血压升高情况，则要考虑子痫前期，并根据尿蛋白进行分级。同时还需考虑是否存在肾脏疾病的可能。

125 何为妊娠期高血压？

答：妊娠期高血压即妊娠期出现的高血压，是指妊娠 20 周以后出现收缩压 ≥ 140mmHg 或舒张压 ≥ 90mmHg（两次间隔至少 4 小时），无蛋白尿，并于产后 12 周恢复正常。

126 如何检测孕期血压？

答：孕期如果没有高血压病史，应当每周至少测量 1 次血压，使用臂式血压计，不要用腕式，测量前应避免剧烈运动，静坐 5 ～ 10 分钟以后再测血压。如果血压出现波动情况，则改为清晨、午饭前、晚饭前、睡前，共测量血压 4 次。

127 哪些降压药物可以在孕期服用？

答：常用的孕期降压药物有拉贝洛尔、硝苯地平、尼莫地平、尼卡地平、酚妥拉明等，所有的药物必须在医生指导下使用。因为有些降压药物会造成胎儿发育异常，因此在使用降压药物前必须咨询医生。

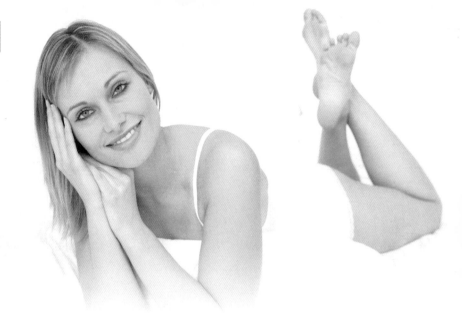

128 妊娠期高血压患者产后多久血压恢复正常？

答：对妊娠高血压患者来说，产后应坚持每天测量血压，如血压仍高，需继续服用降压药物，并定期到心内科就诊，直至可以逐渐停药。一般来说，大多数妊娠高血压患者在产后 12 周之内会恢复正常。

129 妊娠期高血压/妊娠合并高血压一定需要剖宫产吗？

答：不一定。如果血压控制良好，波动不大无产科剖宫产指征，原则上考虑阴道试产。但如果不能短时间内阴道分娩、产程中出现血压波动很大，可考虑放宽剖宫产指征。子痫前期孕妇经治疗但母胎状况无改善情况下，终止妊娠是唯一的治疗措施。对于轻度子痫前期的孕妇，可以待 37 周后分娩。而对于重度子痫前期孕妇，不足 26 周者建议引产；26 ~ 28 周者根据当地医疗条件决定是否能够进行期待治疗；28 ~ 34 周，如病情不稳定（出现严重的并发症者，如不可控制的高血压、高血压脑病和脑血管意外、子痫、心功能衰竭、肺水肿、完全性和部分性 HELLP 综合征、DIC、胎盘早剥和胎死宫内），经积极治疗病情仍加重，应终止妊娠（稳定母体状况后 24 ~ 48 小时）；34 周以上者，可以考虑终止妊娠。对于子痫患者（发生抽搐的严重患者），控制病情后立即终止妊娠。

妊娠高血压

妊娠期高血压疾病是妊娠与血压升高并存的一组疾病。发病率 5% ~ 10%。该组疾病共包括四类：妊娠期高血压、子痫前期 – 子痫、妊娠合并慢性高血压、慢性高血压并发子痫前期。初产妇、多胎妊娠、孕妇年龄过小（<18 岁）或高龄（>40 岁）、子痫前期病史及家族史、慢性高血压、慢性肾脏疾病、抗磷脂抗体综合征、血栓病史、体外受精胚胎移植受孕、糖尿病、肥胖、营养不良、社会经济状况低下都是该组疾病的高危因素。该组疾病的发病机制尚未研究清楚，现今研究提出了"两阶段学说"：第一阶段包括孕早期各种因素造成的子宫螺旋小动脉生理性"血管重铸"障碍，滋养细胞因缺血造成"胚胎浅着床"，子宫动脉血流阻力增加，致使胎盘灌注不足，功能下降。第二阶段，孕中晚期缺血缺氧的胎盘局部氧化应激反应，诱发内皮细胞损伤，释放大量炎症因子，形成验证级联反应和过度炎症的发生，引起子痫前期、子痫各种临床症状。该组疾病严重影响母婴健康，是孕产妇和围生儿病死率升高的主要原因。

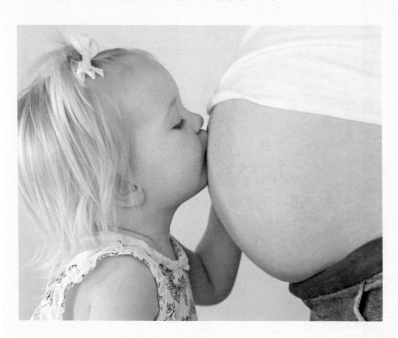

130 妊娠期高血压有哪几种类型？临床表现有什么不一样？

答：

妊娠期高血压疾病分类

分类		临床表现
妊娠期高血压		妊娠 20 周后首次出现高血压，收缩压 ≥ 140mmHg(1 mmHg=0.133 kPa) 和 (或) 舒张压 ≥ 90mmHg，于产后 12 周内恢复正常；尿蛋白检测阴性。收缩压 ≥ 160 mmHg 和 (或) 舒张压 ≥ 110 mmHg 为重度妊娠期高血压。
子痫前期 – 子痫	子痫前期	妊娠 20 周后出现收缩压 ≥ 140 mmHg 和 (或) 舒张压 ≥ 90 mmHg，且伴有下列任一项：尿蛋白 ≥ 0.3 g/24 h，或尿蛋白 / 肌酐比值 ≥ 0.3，或随机尿蛋白 ≥ (+)(无法进行尿蛋白定量时的检查方法)；无蛋白尿但伴有以下任何一种器官或系统受累：心、肺、肝、肾等重要器官，或血液系统、消化系统、神经系统的异常改变，胎盘 – 胎儿受到累及等。血压和 (或) 尿蛋白水平持续升高，发生母体器官功能受损或胎盘 – 胎儿并发症是子痫前期病情向重度发展的表现。
	重度子痫前期	子痫前期出现以下任何一个表现： （1）血压持续升高：收缩压 ≥ 160 mmHg 和 (或) 舒张压 ≥ 110 mmHg；(2) 持续性头痛、视觉障碍或其他中枢神经系统异常表现；(3) 持续性上腹部疼痛及肝包膜下血肿或肝破裂表现；(4) 肝酶异常：血丙氨酸转氨酶 (ALT) 或天冬氨酸转氨酶 (AST) 水平升高；(5) 肾功能受损：尿蛋白 >2.0 g/24 h; 少尿 (24 h 尿量 <400 ml 或每小时尿量 <17 ml) 或血肌酐 >106 μmol/L；(6) 低蛋白血症伴腹水、胸水或心包积液；(7) 血液系统异常：血小板计数呈持续性下降并低于 100×10^9/L；微血管内溶血 [表现有贫血、黄疸或血乳酸脱氢酶 (LDH) 水平升高]；(8) 心功能衰竭;(9) 肺水肿;(10) 胎儿生长受限或羊水过少、胎死宫内、胎盘早剥等。
	子痫	子痫前期基础上发生不能用其他原因解释的抽搐。
妊娠合并慢性高血压		既往存在的高血压或在妊娠 20 周前发现收缩压 ≥ 140 mmHg 和 (或) 舒张压 ≥ 90 mmHg，妊娠期无明显加重；或妊娠 20 周后首次诊断高血压并持续到产后 12 周以后。

慢性高血压并发子痫前期

　　慢性高血压孕妇，孕 20 周前无蛋白尿，孕 20 周后出现尿蛋白 ≥ 0.3 g/24 h 或随机尿蛋白 ≥ (+)；或孕 20 周前有蛋白尿，孕 20 周后尿蛋白定量明显增加；或出现血压进一步升高等上述重度子痫前期的任何一项表现。

小知识

诊断时注意事项

1 血压测量

测量血压前被测者至少安静休息 5 分钟。测量取坐位或卧位。注意肢体放松，袖带大小合适。通常测量右上肢血压，袖带应与心脏处于同一水平。妊娠期高血压定义为同一手臂至少 2 次测量的收缩压 ≥ 140 mmHg 和（或）舒张压 ≥ 90 mmHg。若血压低于 140/90 mmHg，但较基础血压升高 30/15 mmHg 时，虽不作为诊断依据却需要密切随访。对首次发现血压升高者，应间隔 4 小时或以上复测血压，如 2 次测量均为收缩压 ≥ 140 mmHg 和（或）舒张压 ≥ 90 mmHg 诊断为高血压。对严重高血压孕妇收缩压 ≥ 160 mmHg 和（或）舒张压 ≥ 110 mmHg 时，间隔数分钟重复测定后即可以诊断。

2 尿蛋白的测定

所有孕妇每次产前检查均应检测尿蛋白或尿常规。尿常规检查应选用中段尿。可疑子痫前期孕妇应检测 24 小时尿蛋白定量。尿蛋白 ≥ 0.3 g/24 h 或尿蛋白 / 肌酐比值 ≥ 0.3，或随机尿蛋白 ≥ (+) 定义为蛋白尿。应注意蛋白尿的进展性变化以及排查蛋白尿与孕妇肾脏疾病和自身免疫性疾病的关系。

3 其他辅助检查还包括

血常规、尿常规、肝肾功、心电图（ECG）、产科超声检查。对于子痫前期及子痫的患者还应增加眼底检查、电解质、动脉血气分析、心脏彩超、胎儿生长指标。

　　一经明确诊断，则行上述相应辅助检查评估病情状况，并增加胎儿电子监护、超声监测等，目的在于了解病情轻重和进展情况，及时合理干预，早防早治，避免不良妊娠结局的发生。

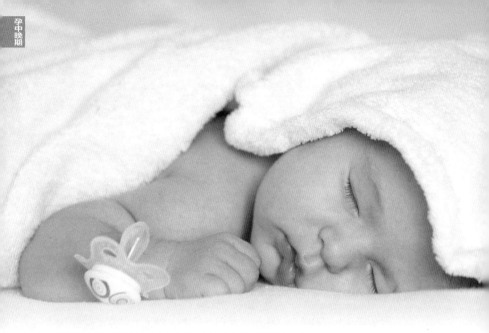

131 妊娠期高血压怎么治疗？

答：**1.** 对于轻度妊娠期高血压患者无须入院治疗，而轻度子痫前期患者根据评估结果决定是否入院，重度子痫前期和子痫的孕妇必须住院监测和治疗。

2. 妊娠期高血压的孕妇需增加休息时间，侧卧位为宜，同时保证足够的能量摄入。

3. 充足的睡眠有利于病情的控制。

4. 降压治疗：常选择口服药物治疗，必要时需静脉给药。目标血压：孕妇未并发器官功能损伤，收缩压应控制在 130 ~ 155 mmHg 为宜，舒张压应控制在 80 ~ 105 mmHg；孕妇并发器官功能损伤，则收缩压应控制在 130 ~ 139 mmHg，舒张压应控制在 80 ~ 89 mmHg。降压过程力求血压下降平稳，不可波动过大，以保证子宫－胎盘血流灌注。在出现严重高血压或发生器官损害，如急性左心室功能衰竭时，需要紧急降压到目标血压范围，注意降压幅度不能太大，以平均动脉压 (MAP) 的 10% ~ 25% 为宜，24 ~ 48 小时达到稳定。常用的口服降压药有：拉贝洛尔、硝苯地平或硝苯地平缓释片等。常用静脉用药有拉贝洛尔、酚妥拉明。

5. 硫酸镁是治疗子痫的一线药物，其并非起降压作用，而是解痉剂。使用时应注意是否出现镁离子中毒情况，出现症状及时应用 10% 葡萄糖酸钙缓解。

6. 扩容：子痫前期孕妇需要限制补液量以避免肺水肿。除非有严重的液体丢失（如呕吐、腹泻、分娩失血）使血液明显浓缩，血容量相对不足或高凝状态者，通常不推荐扩容治疗。扩容疗法可增加血管外液体量，导致一些严重并发症的发生，如心功能衰竭、肺水肿等。子痫前期孕妇出现少尿，如果无肌酐水平升高，不建议常规补液，持续性少尿不推荐应用多巴胺或呋塞米。

7. 孕妇精神紧张、焦虑、睡眠差时可辅助应用镇静药物，镇静药物也可预防并控制子痫。主要有地西泮、苯巴比妥、冬眠合剂三种。

8. 纠正低蛋白血症：严重低蛋白血症伴腹水、胸水或心包积液者，应补充白蛋白或血浆，同时注意配合应用利尿剂及严密监测病情变化。

9. 促胎肺成熟：孕周 <34 周并预计在 1 周内分娩的子痫前期孕妇，均应接受糖皮质激素促胎肺成熟治疗。

132 孕期阴道分泌物增多如何处理？

答：妊娠期孕妇由于阴道内环境的变化，容易罹患炎症。特别是患有妊娠期糖尿病的孕妇，泌尿系感染及阴道炎的发生率都会比正常孕妇增高。妊娠期若出现阴道分泌物异常，伴有瘙痒、异味，应及时就诊，取阴道分泌物进行检查。如果为阴道炎，及时用药治疗。妊娠期阴道炎与胎膜早破有关，所有阴道炎都应当进行正规治疗。

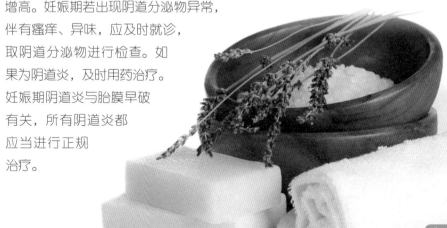

妊娠期阴道炎

妊娠期体内雌孕激素水平较非孕期增高，阴道分泌物增多，阴道内环境 pH 值升高，机体免疫力下降等因素都使得孕期阴道炎发生率增加。表现为阴道分泌物增多、外阴瘙痒，导致豆渣样、泡沫样白带，有时还可伴有腥臭味。严重者还可伴有肛周瘙痒。

1 霉菌性阴道炎最为常见，又称外阴阴道假丝酵母菌病（VVC），典型表现为严重的外阴瘙痒、灼痛，阴道分泌物为白色稠厚，呈凝乳样或豆腐渣样，是由于假丝酵母菌引起。阴道黏膜充血、水肿，分泌物检查通常 pH<4.5，镜下可查见霉菌。妊娠期由于抗真菌药物有胎儿致畸危险，推荐使用咪康唑栓剂及克霉唑栓剂局部用药。妊娠期 VVC 表现常更为严重，也更易复发。

2 细菌性阴道病（BV）是由于阴道内正常菌群失调所致的混合感染，常见的有大肠杆菌感染。主要表现为阴道分泌物增多，分泌物灰白色，均匀一致，稀薄，黏度很低，有鱼腥臭味。可伴有轻度外阴瘙痒或烧灼感。阴道黏膜无充血的炎症表现。阴道分泌物形状符合、分泌物检查 pH>4.5、胺臭味试验阳性、分泌物中发现线索细胞，以上 4 条标准中满足 3 条即可诊断为 BV。细菌性阴道病的推荐治疗方案为甲硝唑。甲硝唑属于妊娠期 B 类药，孕早期应用不增加胎儿畸形的危险性。治疗方案为甲硝唑 400mg，每日 2 次，连服 7 日或克林霉素 300mg，口服，每日 2 次，连用 7 日。

3 滴虫性阴道炎是由阴道毛滴虫引起，经性传播为主要方式，也可经公共浴池、浴盆、浴巾等间接传播。主要症状为阴道分泌物增多及外阴瘙痒，间或有灼热和性交痛等。妇科检查可见阴道黏膜充血，严重者可出现"草莓样"宫颈。后穹隆可见灰黄色、黄白色稀薄液体或黄绿色脓性分泌物，常呈泡沫状、有臭味。确诊标准为阴道分泌物中找到滴虫。pH 值 5 ~ 6.5。滴虫性阴道炎的推荐治疗方案为甲硝唑 400mg，每日 2 次，连服 7 日或甲硝唑 2g，顿服。

妊娠期发现阴道炎，需及时用药治疗，严重的阴道炎可上行导致胎膜早破，进而导致早产、绒毛膜羊膜炎，严重影响妊娠结局。也可导致新生儿感染，如 VVC 可导致新生儿鹅口疮，滴虫可导致新生儿呼吸道及生殖道感染。由于妊娠期的特殊性，阴道炎易复发。因此孕妇需保证妊娠期的个人卫生，及时更换底裤，清洗外阴，避免使用公共浴池、浴盆、避免性生活等。目前孕期不进行常规阴道分泌物检查，只对有症状的孕妇进行阴道分泌物采样检查和对症处理。丈夫存在相关微生物感染者，也需要用药治疗以避免传染。妊娠期阴道炎需规范治疗，切忌擅自减量或停药。

133 羊水过多的原因是什么？怎么办？

答：妊娠期羊水量超过 2000ml 称为羊水过多。超声下 AFI ≥ 25cm 或最大羊水暗区的垂直深度 ≥ 8cm。其病因可能是胎儿存在畸形（主要是消化道、呼吸道梗阻）、染色体或基因异常、胎儿肿瘤、胎儿代谢性疾病等，也可能是多胎妊娠、孕妇血糖代谢异常及胎盘脐带病变等。出现羊水过多时需先排除是否存在超声可见的胎儿畸形。若胎儿正常则尽可能寻找病因，纠正导致羊水过多的母体因素（如糖尿病孕妇控制血糖）。对特发性羊水过多，小于 32 周时，孕妇也可遵循医嘱短期服用吲哚美辛，当压迫症状明显时可考虑羊膜穿刺放水。

134 羊水过少的原因是什么？怎么办？

答：妊娠晚期羊水量少于 300ml 称为羊水过少。妊娠晚期超声下最大羊水暗区的垂直深度（MVP）≤ 2cm 为羊水过少，MVP ≤ 1cm 或 AFI ≤ 5cm 为严重羊水过少。其产生原因可能为胎儿畸形、胎盘功能不良、胎膜病变及孕妇脱水、血容量不足，孕妇自身免疫性疾病等。出现羊水过少时应超声排除胎儿畸形及可能存在的母体疾病。如果羊水过少发生在孕中期，发生时间越早，胎儿存在异常的可能性越大。若胎儿正常，则嘱孕妇注意胎动，每日饮水 1.5 ~ 2L，使用改善胎盘循环的药物。AFI ≤ 8cm 的孕妇应入院补液治疗或注射低分子肝素改善胎盘循环。

妊娠羊水异常

充满在羊膜腔内的液体称为羊水（amniotic fluid）。妊娠期不同时期的羊水来源、容量及组成有明显变化。

妊娠早期的羊水，主要来源于母体血清经胎膜进入羊膜腔的透析液。妊娠中期以后，尿液是羊水的主要来源。妊娠晚期胎肺也参与羊水的生成，每天自肺泡分泌 600 ~ 800ml 进入羊膜腔。50% 的羊水吸收由胎膜完成。妊娠足月儿每日吞咽羊水 500 ~ 700ml。此外，脐带每小时可吸收羊水 40 ~ 50ml。胎儿角化前的皮肤也可吸收少量羊水。

妊娠 8 周羊水量仅为 5 ~ 10ml，妊娠 10 周约为 30ml，妊娠 20 周约为 400ml，妊娠 36 ~ 38 周达到高峰，为 1000 ~ 1500ml，此后羊水量逐渐下降。足月妊娠时，羊水量减少至 800ml，过期妊娠时羊水量可少至 300ml 以下。羊水在妊娠早期为无色澄清的液体，足月妊娠时羊水略浑浊，不透明，常可见胎脂、脱落的上皮细胞、毛发等组成的小片状物。羊水中含大量激素和酶，呈中性或弱碱性。羊水可以保护胎儿，防止胎儿受到挤压，也可促进消化道与呼吸道的发育，还可保温，也能在宫缩时使压力均匀分布。羊水对母体也有保护作用，缓冲胎动带来的不适感，破膜后也对产道起润滑作用，减少产褥期感染的发生。羊水异常主要分为羊水过多和羊水过少。

1 羊水过多

凡妊娠任何时期内羊水量超过 2000m1 者皆称为羊水过多。根据羊水增长的速度，分为急性羊水过多和慢性羊水过多，羊水增长越快，羊水量越多，孕妇症状越明显。畸形羊水过多可表现为子宫增大、呼吸困难、发绀，慢性羊水过多因羊水增长缓慢，孕妇多能适应。羊水过多与胎儿畸形、孕妇糖尿病、多胎妊娠、巨大儿、母儿血型不合及双胎输血综合征有关。超声下 AFI ≥ 25cm 或最大羊水暗区的垂直深度≥ 8cm，即可诊断为羊水过多。

对于羊水过多的孕妇，需行超声检查排除胎儿畸形。若羊水过多合并胎儿畸形，应尽早终止妊娠。若羊水过多而胎儿无明显畸形，需排除由于母亲饮食和血糖的影响。症状较轻者，妊娠不足 37 周可以继续妊娠。少数胎儿存在呼吸道或消化道畸形的可能性（部分患者仅表现为羊水偏多，达不到羊水过多的诊断标准），而且在超声下无法诊断，需产后确诊。症状严重，胎龄不足 37 周，可考虑经腹壁羊膜腔穿刺。如术后羊水继续增长，间隔 1 ~ 2 周可重复穿刺减压。妊娠近 37 周，羊水量反复增长，症状严重，可在羊膜腔穿刺的同时确定胎肺成熟度。如已成熟，可行人工破膜引产终止妊娠。32周前还可应用吲哚美辛（口服 2.2 ~ 3.0mg/kg·d）。

2 羊水过少

妊娠足月时羊水量少于 300ml 为羊水过少。多数孕妇产前检查时发现腹围与宫高较同期妊娠者小，胎动减少。子宫敏感性高，易有宫缩，触诊为子宫充实感。部分患者表现为破膜时羊水少或仅有少许黏稠液体。羊水过少可能与胎儿泌尿系统畸形、过期妊娠、胎儿宫内发育受限各种疾病导致的胎盘功能异常等有关，胎膜早破也可造成羊水急剧减少。妊娠晚期超声下最大羊水暗区的垂直深度（MVP）≤ 2cm 或 AFI ≤ 5cm 诊断为羊水过少。妊娠中期进行 B 超检查，如发生羊水过少，应注意胎儿有无泌尿系统畸形、母体是否存在导致胎盘功能异常的疾病、胎儿宫内发育受限等异常。妊娠 37 周后羊水过少，应尽早终止妊娠。妊娠 35 周后合并妊高征、慢性高血压、胎儿发育迟缓，同时伴发羊水过少，经治疗后羊水量未见好转者，应终止妊娠。羊水过少或羊水粪染可给予羊膜腔灌注。对于羊水过少的胎儿还需加强胎心监护，避免造成胎儿窘迫。

除以上两点外，羊水粪染是提示胎儿窘迫的临床表现。对于由于胎膜早破造成羊水过少的患者，应预防感染，避免绒毛膜羊膜炎的发生，并根据孕周确定分娩时间。

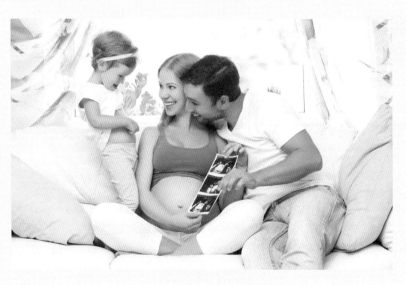

135 何为前置胎盘？何时可以确诊？

答：前置胎盘分为四种类型：完全性前置胎盘（胎盘完全覆盖宫颈内口）、部分性前置胎盘（胎盘组织覆盖部分宫颈内口）、边缘性前置胎盘（胎盘覆盖子宫下段，边缘达宫颈内口，但未覆盖）和低置胎盘（胎盘覆盖子宫下段，边缘距宫颈内口 <20mm）。在 28 周后经超声诊断。

136 前置胎盘一定需要孕期卧床吗？

答：需根据孕周大小及是否存在阴道流血情况再衡量是否需卧床休息。孕周较大后，应根据子宫收缩情况，选择适量活动，避免剧烈活动。

137 胎盘位于子宫前壁就一定是前置胎盘吗？

答：正常妊娠时胎盘附着于子宫体部的前壁、后壁或者侧壁，故当胎盘位于子宫体部前壁时不是前置胎盘，是正常的。妊娠 28 周后，若胎盘附着于子宫下段达到或覆盖宫颈内口，位置低于胎先露部，称为前置胎盘。

138 孕中期超声检查提示胎盘位于宫颈内口是提示前置胎盘吗？需要特殊处理吗？

答：孕中期发现胎盘位置低称为"胎盘前置状态"，不诊断为前置胎盘。若存在少量阴道流血，症状较轻，可注意休息，胎盘大多数随子宫增大逐渐上升，成为正常位置胎盘。但应严密观察流血量并预防感染。一般在孕晚期才诊断为前置胎盘。

139 孕期贫血有什么危害？如何处理？

答：需根据贫血的程度看危害大小。对于 HGB（血红蛋白）在 70 ~ 110g/L 的患者应给予口服铁剂，并在 4 ~ 6 周后复查血常规。HGB<70g/L 的孕妇需重新计划分娩时间及方式，同时口服 / 注射铁剂情况下少量多次

输浓缩红细胞。孕期贫血会导致胎儿缺氧、贫血、胎盘功能异常，使得多种孕期疾病发生率增加。因此，一旦发生贫血，应当积极治疗。

140 服用红源达后出现腹泻/便秘，这正常吗？

答：是红源达常见的副作用，服药患者还会出现黑便。

141 孕期出现血小板减少怎么办？

答：一旦发现血小板（PLT）减少，应立即到血液科就诊，确定病因。如果没有明显的其他病因，而且孕前没有血小板减少，则诊断为妊娠特发血小板减少。我国现规定妊娠期 PLT < 100×10^9/L 为妊娠期血小板减少症。PLT位于 50×10^9/L ~ 100×10^9/L 的孕妇可先观察，暂不做处理。对血小板 < 50×10^9/L 的孕妇需预防性输注血小板以减少剖宫产和经阴分娩过程中的出血量。

142 孕期血常规示白细胞增高/中性粒细胞增多是感染还是正常？

答：妊娠期 WBC（白细胞）较非孕期升高，不一定合并感染。但需结合其他症状，如发热、咳嗽、尿痛等，排除其他感染症状的存在。

143 超声的孕周数与用末次月经所算得的孕周数不符合，二者哪个更为准确？

答：当二者不符时，需用孕早期的超声报告重新核对孕周。

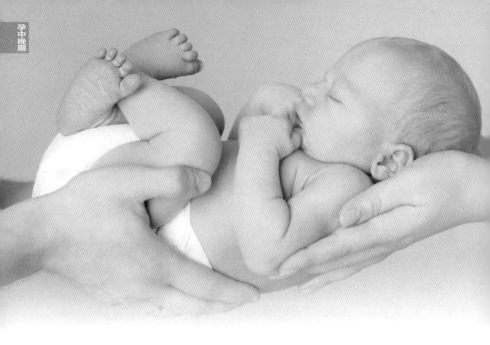

144 超声测得双顶径/腹围等指标与实际孕周存在差异，一定是胎儿过大或过小吗？

答：超声对于胎儿大小的预测是有一定误差的。但是，如果多次经不同医生测量后仍然发现胎儿发育大于或小于正常孕周 4 周以上，应当考虑胎儿生长异常，需要进一步治疗。

145 如何估计胎儿大小？

答：事实上，目前没有任何公式可以对胎儿体重进行有效的估测。目前有多种计算胎儿大小的公式，一般根据胎儿的头径、腹径进行计算，但因为所有计算方法均存在较大误差，因此目前没有被广泛接受的一种计算方法。

146 胎儿生长发育除饮食外还与哪些因素有关？

答：除饮食因素外，基因、是否存在妊娠并发症、孕妇年龄、胎盘及脐带功能等因素都可影响胎儿的生长发育。排除外因，遗传是决定胎儿大小的重要因素。

147 巨大儿有哪些影响?

答:巨大儿指胎儿体重 ≥ 4000g。对母体的可能影响:难产或产后出血及感染。对胎儿的影响:巨大儿经常难以通过正常产道,手术助产机会增加,可引起颅内出血、锁骨骨折、臂丛神经损伤及麻痹,严重时甚至死亡。对新生儿的影响:并发症增加,新生儿低血糖、新生儿窒息发生率增加。对于出生体重 ≥ 4500g 的孩子,成年后发生糖尿病、高血压、心脏疾病的概率增加。

148 何为胎儿侧脑室增宽?还需进行哪些进一步的检查?

答:妊娠 20 周后,超声下侧脑室宽度 ≤ 10mm 为正常,10 ~ 15mm 为侧脑室增宽,≥ 15mm 需排除脑积水。当存在可疑的侧脑室增宽时,辅助 MRI(磁共振成像)检查,可以进一步明确胎儿侧脑室宽度,并排除可能存在的异常。

149 超声检查提示:胎儿肠管扩张,应如何处理?

答:若结合孕周判断为胎儿肠管扩张,需进一步明确是否存在消化道畸形。有些小的扩张为一过性的,一般可间隔 2 ~ 4 周复查超声,再次评估肠管扩张程度。

150 超声检查提示:胎儿双肾肾盂扩张,如何处理?

答:肾盂扩张或肾盂分离是指超声下发现肾盂前后径测量径线接近或超过相应孕周的正常范围。由于泌尿路梗阻造成的积水,需要协同儿外科医生一起评估胎儿的肾脏功能。有时因为解剖原因或者发育因素会出现短暂肾盂扩张,会逐渐缓解。

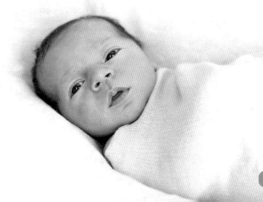

151　胎儿单侧肾缺如怎么办？

答：胎儿单侧肾缺如是比较常见的发育异常，常是一侧的肾脏在胚胎期未发育造成，如果不伴有其他异常，且另一侧肾脏功能正常，可以继续妊娠。如果对侧肾发育异常，导致肾脏功能异常，则胎儿娩出后往往无法生存。

152　何时开始进行胎心监护？每周需做几次？

答：一般孕 36 周后，对于无并发症的孕妇每周做一次 NST（无刺激胎心监护）。对于合并内科疾病及妊娠并发症的孕妇需适当提前进行监护，并增加监护次数。例如对妊娠高血压疾病的孕妇，需每周进行 1 ~ 2 次 NST 检查。

153　胎心监护一定要在胎动的时候做吗？

答：做胎心监护的目的就是要观察胎动时胎心的变化，并检测是否存在宫缩。通过观察胎动时胎儿心率反应情况，以判断胎儿是否存在缺氧情况，因此胎心监护应在孕妇自觉胎动时检查。

154　孕晚期见红或有褐色分泌物，如何处理？

答：孕晚期出现阴道流血，首先应结合宫缩情况判断是否为临产。如果有胎盘前置或低置的情况，需超声下排除是否存在胎盘剥离等情况。

155　孕期出现双下肢水肿如何处理？

答：孕中晚期由于子宫压迫症状会出现双下肢凹陷性水肿，一般休息后会明显改善。若双下肢出现凹陷性水肿，休息后不消失，则需注意血压、测定尿蛋白，判断是否为妊娠期高血压疾病；此外，如果存在其他影响肾脏功能的疾病也会造成水肿，例如肾炎。只要出现不能消退的水肿，就应当及时就诊。

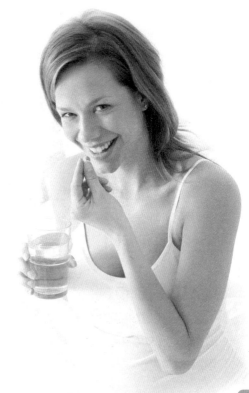

156 怀孕后为何易发生肾盂积水?

答：妊娠期受孕激素影响，泌尿系统平滑肌张力降低。输尿管增粗及蠕动减弱，尿流缓慢，肾盂及输尿管自妊娠中期轻度扩张，右侧输尿管常受右旋妊娠子宫的压迫，影响尿液引流产生暂时性肾盂积水，多在产后自然缓解。

157 怀孕后为何易发生上呼吸道感染? 如何治疗?

答：受激素影响，孕期上呼吸道（鼻、咽、气管）黏膜轻度充血、水肿，局部抗感染能力减弱，易发生上呼吸道感染。目前认为，对于妊娠期普通感冒患者，可采取以下处理方案：

1. 注意休息,适当补充水分,保持室内空气流通,避免继发细菌感染。

2. 由于目前还没有针对普通感冒的特效抗病毒药物,如无严重临床症状一般不需使用抗病毒治疗。

3. 如患者体温不超过38℃，一般不需使用退热药。可通过温水擦浴、冷毛巾湿敷、使用冰枕或者在腋窝、额部和腹股沟部放置冰袋等物理方法降温。

4. 如患者体温超过 38.5℃且物理降温效果不明显，或发热导致患者有明显不适，应选用适当的退热药物进行治疗。

5. 对于确诊或高度疑似的流感，应尽早开始抗病毒治疗，以免延误病情。

6. 对于病情较重的患者，应及时住院治疗。

小知识

妊娠退热药物

妊娠期患者高热需退热时，由于对乙酰氨基酚可安全用于妊娠各期患者，可作为首选。在美国食品药品管理局（FDA）妊娠药物安全性分级系统中，对乙酰氨基酚、吲哚美辛、萘普生、布洛芬、双氯芬酸钠等大多数解热镇痛药均属 B 级，所以在选择后几种药物时需向临床医生咨询。我国国家基本药物处方集将双氯芬酸钠、吲哚美辛、布洛芬均列为了妊娠期和哺乳期患者的禁忌证。中国特殊人群普通感冒规范用药专家组将布洛芬列为妊娠期禁忌证，双氯芬酸钠列为不推荐使用，对吲哚美辛则无明确说明。

由于妊娠期女性处于特殊的生理时期，在用药时，不仅要考虑母体状况，还要兼顾胎儿的健康。所以，迄今为止，针对妊娠期女性用药临床医生都是权衡利弊后慎重选择。

158 在妊娠期间出现皮肤瘙痒怎么办？

答：1. 孕期皮肤代谢也较快，应注意保湿，应使用优质润肤露，减少由于皮肤干燥造成的瘙痒。

2. 尽量避免用手搔抓，以防抓破皮肤后引起细菌感染。

3. 忌用肥皂水擦洗，以防不良因素刺激。平时孕妇的饮食宜清淡，多食新鲜蔬菜、水果，少吃刺激性食物。居室内保持一定的湿度，防止皮肤干燥，对预防皮肤瘙痒是有好处的。

4. 局部瘙痒可外涂药物，如炉甘石洗剂。全身瘙痒必须在医生指导下用药，自己千万不要滥用外用药或内服药。

5. 对于任何持续存在的皮肤瘙痒，均应到皮肤科就诊，排除相关疾病。

159 怀孕后为什么会出现黄褐斑或妊娠纹？

答：妊娠纹的原因是多方面的，包括皮肤的机械牵拉以及皮质类固醇激素、雌激素和松弛素所致的弹力纤维减少。妊娠纹出现与皮肤弹性、孕期体重增加、多胎均有关。妊娠纹一旦出现，将在产后皮肤上留下浅浅的银色纹路，无法消除。色素沉着则是妊娠期最常见的皮肤改变。雌激素和黄体酮均刺激黑色素形成，可直接影响皮肤颜色。面部色素沉着或黄褐斑最常发生于前额、面颊、上唇和颏部，表现为灰褐色斑片，在孕中期开始出现，在产后逐渐消失，时间长短因人而异。孕前肤色较深、长期日光暴露、激素刺激、使用抗抑郁药/抗焦虑药，都使孕期黑色素沉着的风险增加。

160 孕期出现黄褐斑很难看怎么办？有没有改善措施？

答：黄褐斑在妊娠三个月后出现，常在产后逐渐消退，但在日光暴露、口服避孕药或再次妊娠时可复发。预防性措施主要为减少日光直晒。多数黄褐斑在产后自然缓解，持续存在者可以到皮肤科治疗。

161 如何可以减少或避免妊娠纹的发生？

答：妊娠纹出现最主要的原因是短时间内体重增加过快，皮肤过度膨胀、牵拉造成。所以管住嘴，动起腿，控制体重增加是减少妊娠纹最重要的方面。远离甜食和油炸食品，摄取均衡的营养，改善皮肤的肤质，增加皮肤弹性。一般在孕 20 周之前应控制体重零增长，自孕中期开始每个月体重最好控制在 2kg 左右，整个孕期体重也最好控制在 10 ~ 12.5kg。多吃增加皮肤弹性的食品，富含维生素和矿物质的食物也是很好的选择。

162 妊娠期发现CIN（子宫颈上皮内瘤样病变）怎么办？需要治疗吗？

答：CIN 是一种宫颈细胞的癌前病变，对所有准备怀孕的女性，在孕前均应进行常规的宫颈细胞涂片检查，发现可能的病变，及时治疗后再怀孕。如果真的在孕期发现了 CIN，需要立即就诊，根据病情做相应处理。妊娠中一旦发现 CIN I ~ III 期，建议立即接受阴道镜检查以及阴道镜引导的宫颈活检，以便对病情进行评估。对于早期 CIN 患者多采取保守治疗，推迟至生产后再进行其他治疗。

163 怀孕期间可以出差或旅行吗？最好是在什么时间段？

答：一般来说怀孕期间最好是不要过度劳累，但是如果不可避免，最好安排在怀孕中期（怀孕 4 ～ 6 个月）。旅游前最好先咨询产科医生，以确定是否适合旅游。此外，要注意交通安全，在汽车或飞机内要系好安全带，要有人陪同。若有任何不适，马上请当地医生检查。若有不适合旅游的因素，例如前置胎盘、多胎妊娠，最好不要勉强，以免在途中发生状况。非出远门不可时，应请产科医生将你的特殊情况写下，随身携带，一旦遇到不适，可马上拿给当地医生看，有助于接诊医生立即采取正确的应变措施。

164 妊娠期亚临床甲减需要治疗吗？不治疗对孩子的影响大吗？

答：妊娠期甲状腺功能减退对母婴结局是有影响的，可引起早期流产、胎膜早破和妊娠期高血压疾病，母体严重的甲状腺功能低下会影响胎儿的发育。美国内分泌协会建议所有的妊娠合并亚甲减孕妇需要替代治疗。TPO 抗体阳性的亚甲减孕妇进行左甲状腺素钠片替代治疗可降低早期流产的风险。

小知识

亚临床甲状腺功能减退症

亚临床甲状腺功能减退症可以分为两种：TSH 高于正常值上限和 TSH 值为 2.5 ～ 4.0 mIU/L。与普通人群相比，亚临床甲状腺功能减退症在不孕妇女人群中更常见（特别是不明原因的不孕症）。患有亚临床甲状腺功能减退症且 TSH 大于 4 mIU/L 的女性流产率更高。

甲状腺抗体（主要是是甲状腺过氧化物酶抗体）是导致亚临床甲状腺功能减退症和临床性的甲状腺功能减退症的主要原因。过氧化物酶抗体阳性可以导致流产率高，服用左甲状腺素钠片治疗可以降低流产率，特别是对于 TSH 值大于 2.5 mIU/L 的女性。

总的来说，临床性的甲状腺功能减退的妇女应该接受适当的甲状腺素替代治疗。TSH 值大于 4 mIU/L 的亚临床甲状腺功能减退症应该接受左甲状腺素钠片的替代治疗。替代治疗的目标要达到 TSH 控制在 2.5 mIU/L 以下。

TSH 值在 2.5 ～ 4.0 mIU/L 和抗甲状腺过氧化物酶阳性的女性，接受左甲状腺素钠片替代治疗效果可能更好。

165 孕晚期出现低血压，怎么办？

答：孕期由于激素的作用，血管平滑肌张力下降，血压会较非妊娠期血压降低 10 ~ 15mmHg，较容易发生低血压。对正在服用降压药的孕妇，如果未能及时调整用药剂量，也会发生低血压情况。典型的表现为头晕，有时也可出现眩晕、黑矇甚至出现晕厥，有些症状常因体位改变而出现，例如上厕所后突然站立或平卧后突然起来时，又叫体位性低血压。有相应症状的孕妇应尽量注意测量血压，避免突然的体位变化。发生低血压时，应尽量保持身体低位，可以蹲下或坐下，以减少摔倒带来的伤害。若因口服降压药物而出现低血压，应该调整药物剂量。

166 孕晚期出现心慌、憋闷症状，怎么办？

答：无论什么情况下出现心慌、憋闷都应及时就诊，常见的原因有心脏、呼吸道疾病，一般需要做心电图和超声心动图检查。如果仅为偶然出现，检查无异常，应注意休息，如果持续存在心慌、憋闷，应该详细查找病因。

167 孕晚期双侧髋关节疼痛、腰骶部不适是正常现象吗？

答：若孕妇本身不存在器质性病变、外伤、畸形等因素，孕晚期由于胎头下降引起腰骶部不适为正常现象，可以多休息，减少站立时间，缓解不适感。

168 孕晚期发现下肢水肿正常吗？

答：孕妇于妊娠中晚期常有踝部、小腿下半部轻度水肿，尤其活动后明显，休息后消退，属生理现象。若下肢水肿明显，休息后不消退，则需要到医院就诊，排除可能存在的其他异常。

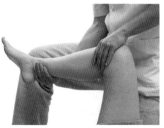

169 孕中晚期总是感觉腰酸背痛怎么办?

答:怀孕以后的腰酸背痛有很多原因。怀孕以后,雌激素和孕激素的水平明显上升,会导致孕妈妈的韧带松弛,引起部分关节的松动,如导致腰骶部不适的骶髂关节。怀孕进入中晚期以后,腹部重量加大,为了保持身体平衡,孕妇常将腰部极力后伸,使得后背的肌肉处于长时间疲劳状态,导致酸痛。孕晚期胎头下降进入骨盆后,也可压迫骨盆,导致不适。

170 孕晚期出现外阴及下肢静脉曲张怎么办?

答:因增大的子宫压迫下腔静脉使下肢静脉压力增高,静脉回流受限,导致静脉曲张。如原来有静脉曲张或静脉瓣功能不良的女性,孕期静脉曲张会很严重。一旦发生,应避免长时间站立,下肢可以绑上弹性绷带,适当的下肢按摩也可以改善因为静脉曲张引起的水肿和不适。由于常伴外阴静脉曲张,分娩时有时会因外阴阴道曲张静脉破裂发生血肿,需进行血肿清理。

171 孕晚期夜间睡觉小腿抽筋是什么原因? 怎么防治?

答:孕期经常会有孕妇出现小腿抽筋现象,出现的原因可能是寒冷,有些孕妇会光腿睡觉,夜间温度下降,会引起抽筋。也可能是体位因素,有些孕妇在睡觉时强迫自己处于固定体位,如左侧卧位,也会引起抽筋,应该在睡觉时自由翻身,减少肌肉疲劳。孕期出现的下肢神经(如坐骨神经)受压迫,也会诱发小腿抽筋。缺钙也会诱发抽筋,孕妇每天需晒太阳 20 ~ 40 分钟,以保证产生足够的维生素 D。孕期真正由于缺钙引起的抽筋是很少的。

172　胎盘老化是不是不能补钙了？

答：胎盘分级其实和围产儿预后是没有关系的，也和补钙是没有任何关系的，胎盘分级是一种影像学的描述，与胎盘功能的关系并非总是一致。医生用来判定胎盘功能的方法很多，胎盘分级不是全部。

小知识

孕期为什么要补钙？

1 从受精卵长成足月六七斤的孩子，TA 身体里所有的钙都是从你身体里拿来的。

2 中国人的饮食结构中钙的来源不够（主要是奶制品摄入不够），平均每天钙的摄入量为 600～800 毫克，孕中晚期钙的需要量为每天 1000～1200 毫克。

3 因此，推荐孕中期以后每天额外服用 200～600 毫克的钙（剂量取决于你每日钙的摄入量），如果你每天钙（特别是奶制品）摄入量足够，就不需要额外补钙了。除了补钙，还应学会每天要保证日晒，才可以使吃进的钙被吸收。

173　怎样鉴别正常和异常胎动？

答：胎动在孕 4～5 个月后出现，不同的孕妇对胎动的频率和强度描述各不相同，但每一个胎儿的胎动都是有规律的。如果你感觉胎动超过了平时的数量和频率，或者胎动突然减少或消失，即使刺激胎儿也不动，就应该马上就诊。

174　孕晚期的腹痛都是正常的吗？

答：孕晚期正常子宫规则的收缩，是间歇性的，逐步加强，频率逐渐增加，所以孕晚期持续的腹痛或子宫收缩痛均是不正常的。一旦出现持续的腹痛，需立即就诊。可能的情况包括急腹痛（如阑尾炎）或产科少见的异常，如胎盘早剥等，这些都需要立即处理。

175 超声检查发现单脐动脉怎么办?

答:脐带只有一条动脉时,为单脐动脉。如果 B 超只发现单脐动脉这一因素,而没有其他结构异常,一般新生儿预后良好。如果同时有其他超声结构异常,则非整倍体以及其他畸形的风险增高,如肾脏发育不全、无肛门、椎骨缺陷等,需要进一步进行染色体检查。

小知识

单脐动脉

胎儿的血液循环是非常奇妙的,完全通过脐血管来进行物质交换。脐动脉由两侧髂动脉发出,流的却是静脉血,进入胎盘后转换为动脉血,通过脐静脉运输至下腔静脉,逐渐与静脉血混合并供应全身的营养和氧气。

正常情况下,胎儿的脐带血管为两条动脉和一条脐静脉。而有的胎儿只有一条脐动脉和一条脐静脉,这种现象叫作单脐动脉,属于血管变异的一种,在单胎活产婴儿中发生率为 0.46%,多胎妊娠中发生率为 0.8%,染色体畸形的新生儿中发生率为 6.1% ~ 11.3%,其发生机理尚未完全阐明,临床意义尚在研究中。

有研究显示,单脐动脉胎儿伴有其他先天发育异常的概率较双脐动脉胎儿高 10 倍左右,所以可以将其作为胎儿畸形的提示因素。不过,仅仅只有单脐动脉一个标记,不能作为染色体检查的标准,孕妇在 28 周前做好 B 超排畸检查即可,如果发现其他并发畸形,必须进行染色体检查。

不伴有其他畸形的单脐动脉胎儿多数情况下与双脐动脉胎儿完全一

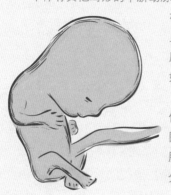

样,但少数情况也会有影响。曾有研究显示单脐动脉与胎儿宫内发育迟缓有关,所以一般将单脐动脉胎儿视为"高危"妊娠,应严密进行产科评价和随访观察。

此外,对于单脐动脉胎儿的产妇不仅要关注其胎儿畸形的可能,还要警惕围产期胎儿缺氧的可能,时刻关注胎心、胎动及胎儿生长发育情况,争取最好的分娩结果。

176　胎位不正是什么意思？

答：胎位不正是指妊娠 30 周后，胎儿在子宫体内的位置不是头指向母体足部、臀指向母体头部的体位，也就是人们常说的头位，可能为臀位，甚至是少见的横位，常见于腹壁松弛的孕妇和经产妇以及伴子宫畸形的孕妇。正常的胎位应为胎体纵轴与母体纵轴平行，胎头在骨盆入口处，并俯屈，颏部贴近胸壁，脊柱略前弯，四肢屈曲交叉于胸腹前，整个胎体呈椭圆形，称为枕头位。在妊娠中期，胎位可异常，30 周以后多会自动转为头位。如在妊娠晚期，仍没有转为头位，则称为胎位不正。

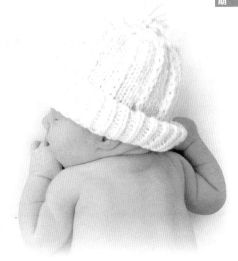

177　羊水于晚孕期减少怎么办？

答：需积极查找病因，根据胎儿有无畸形和是否存在导致羊水过少的原发病（如自身免疫性疾病）选择治疗方案。如果羊水过少合并胎儿畸形（常见的有肾病发育不良、肾缺如等）应尽早终止妊娠。当超声下正常胎儿伴羊水过少时有 2 种情况：1. 对妊娠已足月、胎儿可宫外存活者，应及时终止妊娠；2. 对妊娠未足月，需查找病因或进行相关治疗增加羊水量，延长孕周。

178　孕晚期（<34 周）出现羊水偏少需要补羊水吗？效果怎么样？

答：首先应当排除导致羊水偏少的可能原因，如母体高血压、风湿等，大多数孕晚期突然出现的羊水减少与胎盘功能减退有关，如果孕周已到足月（37 周），则可选择分娩。对妊娠未足月、胎肺不成熟者（<34 周）可行增加羊水量期待治疗，延长孕周。

179 胎盘分级是什么意思？分级高是不是说明老化严重？

答：超声报告上胎盘的分级是指胎盘在超声下的不同表现，是一种影像学的分类，与胎盘真正的的功能并不都是一致的。目前临床上用来评判胎盘功能的指标有很多，影像学的指标并非判断胎盘功能的标准，仅做参考。正常妊娠胎盘Ⅲ级，仅表明胎盘已成熟，并无其他临床意义。

180 胎心监护提示:胎心基线高怎么办？能说明什么？

答：胎心基线高于正常高值（>160bpm），首先要查找原因，如母体使用过导致心率快的药物，还要排除胎儿自身心脏异常。如果都没有，则考虑存在胎儿缺氧情况，需要观察。如长时间心率过快，则需要住院进行进一步检查，如OCT（宫缩刺激试验）检查。

小知识

心动过速的临床意义

1 孕期胎心率（FHR）过速：如一过性的，大多无重要意义。母体贫血、母体发热、母体使用阿托品类药物等均可引起心动过速。如持续较长时间或频发胎心率过快，则要排除胎儿缺氧。

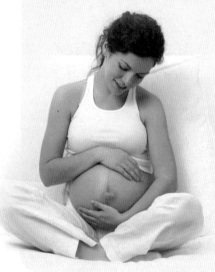

2 分娩期FHR过速：是窘迫信号，需重视。窘迫、阿托品、感染、贫血（急性、早剥等）、仰卧位低血压等均可引起FHR过速。

3 诊断胎儿宫内窘迫:（1）分娩过程中FHR进行性上升，一直>160bpm；（2）FHR过速伴变异减少、晚减、变异减速（即使轻度）三种情况之一时，应考虑重度宫内窘迫；（3）FHR过速持续 > 180bpm。

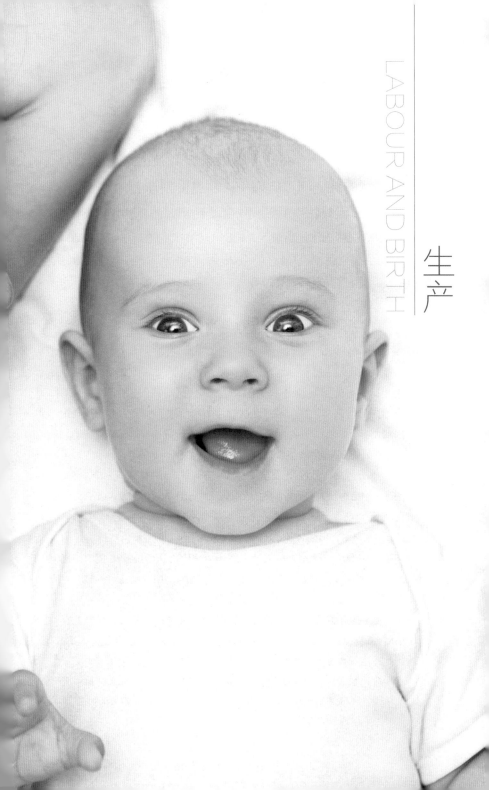

181 　未到预产期即分娩就是早产吗？

答: 早产是指妊娠满 28 周（国外妊娠满 20 周）至不满 37 足周（196 ~ 258 天），胎龄达到 37 周即为足月产，而预产期是 40 周。

182 　一般多少周之后的早产儿可以存活？

答: 随着早产儿的治疗及监护手段不断进步，其生存率明显提高，伤残率下降，有些国家已将早产时间的下限定义为妊娠 24 周或 20 周等。根据我国目前的国情和现状，仍将 28 周作为早产的下限，故 28 周之后的新生儿存活的可能性较大。

小知识

早产儿的存活

早产儿是否能够存活，以及存活后是否会发生后遗症，主要取决于出生时的孕周和出生时的体重。即使是孕周和出生体重相同，在不同的国家和地区，早产儿的存活率和后遗症的发生率还是有很大的差异。

在妊娠 22 周时，不管出生体重多大，欧洲婴儿的存活率为 2% ~ 3%。在妊娠 24 周以后，在孕周相同的情况下，出生体重不一样，婴儿的存活率会有很大的差异。例如在 24 周时，出生体重为 250 ~ 499g 时，存活率为 9% ，而在出生体重为 1000 ~ 1249g 时，存活率为 21%。在妊娠 28 周时，出生体重为 500 ~ 749g 的婴儿存活率为 63%，出生体重为 1250 ~ 1499 g 的婴儿存活率为 90% 。在妊娠 32 周时，出生体重为 750 ~ 999g 婴儿的存活率为 80%，出生体重为 1500 ~ 2499g 的婴儿存活率为 98%。

但早产儿的生存率与生存后的健康水平不是一个概念。早产儿存活后，其脑瘫、智障、注意力发育异常等方面发生率均较正常足月儿高，因此不能认为早产儿生存下来就证明其一定是健康儿。中国国内关于不同孕周和低出生体重早产儿存活率的研究大多数是小样本、单中心的报道，不同地区和机构所报道的存活率和伤残率会有明显的差异。

183　何为宫缩？

答：一般孕妇从 12 周开始自觉子宫收缩。这是一种生理现象，随着孕周增加，子宫的收缩会逐渐增多，但这种宫缩多不规律，一般每小时不多于 2 ~ 3 次，不必过多注意。到了分娩期，宫缩会变成持续 30 ~ 40 秒，间隔 1 ~ 2 分钟，非常规律，并且宫缩强度逐步增强。宫缩规律标志着产程的开始。

184　怎样发现早破水？

答：早破水就是胎膜早破，还没有开始宫缩，孕妈妈突然感觉到有较多的尿液一样的水从阴道排出，羊水是水性的，分泌物有黏性。有的孕妈妈在咳嗽、打喷嚏等腹压增加时，阴道有液体流出，如果是粉色黏稠的，为分泌物。为了方便起见，可以使用简单的 pH 试纸来检测，由于羊水是碱性的，试纸会变成深绿色。一旦发现阴道有较多的水性分泌物，或者试纸变绿，应立即到医院就诊。

185　发生早破水（胎膜早破）该如何处理？

答：无论什么时候感觉阴道内有较多的液体流出，都要赶快到医院做检查，确定是不是破水。臀位或横位在发现有破水迹象后，务必要躺下并拿一个枕头垫在臀部，使之高于腹部，防止脐带脱出，不能再起来活动，并等待 120 医生来接你。

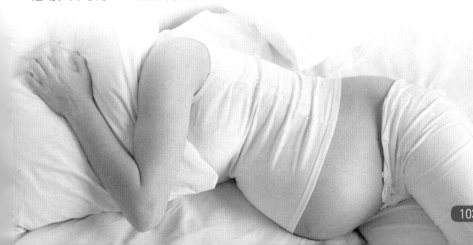

186 如何预防早破水（胎膜早破）的发生？

答：1. 定期到医院接受产前检查；

2. 注意孕期卫生，保持膳食平衡，保证充足的维生素 C 和维生素 D 的摄入，保持胎膜的韧度；

3. 如有阴道炎应积极处理，预防感染引起的破膜；

4. 如果是多胎要多注意休息；

5. 怀孕最后一个月不宜同房，羊水过多和多胎应该避免同房；

6. 避免过度劳累和对腹部的冲撞；

7. 孕妈妈要注意，当孕周大于 28 周时，要避免开车，此时一旦发生碰撞，方向盘无论如何调整，都无法避免会挤压到腹部。

187 足月后胎头尚未入盆影响生产吗？

答： 初产妇多在预产期前 1 ~ 2 周内衔接（即入盆），经产妇多在分娩后开始衔接。胎头是否入盆与能否自然分娩并没有绝对的相关性。

188 双胎/多胎妊娠一定需要剖宫产吗？多少周分娩较为安全？

答： 双胎妊娠本身并非必须剖宫产，但若第一个胎儿为非头位、复杂性双胎妊娠、连体双胎、三胎及以上的多胎妊娠则应行剖宫产手术。多胎妊娠往往需要在足月前入院，一般双胎会在 36 周入院待产，而三胎、四胎则需要更早一些。

189 胎位为臀位或横位还有转为头位的可能吗？如何帮助翻转？

答： 妊娠 30 周前的臀位或横位一般不需要矫正，90% 以上的胎儿会在孕 30 周左右自然翻转为头位，如果孕 31 ~ 32 周时仍为臀位或横位，在排除胎儿脐带绕颈、子宫畸形等原因后孕妇可应用胸膝卧位尝试胎位转换为头位。32 ~ 34 周的孕妇可在专业医师的辅助下考虑外转胎位术，但因存在诱发胎膜早破、胎盘早剥等风险，应慎用。

190 胎先露为臀位、横位，一定需要剖宫产吗？

答：臀位经过评估孕妇骨盆情况，估计胎儿体重 <3500g 时，可尝试经阴分娩，但经阴分娩存在一定风险。如果是单足、双足先露，则必须剖宫产。横位胎儿也必须剖宫产。

191 胎儿存在脐带绕颈，一定要做剖宫产手术吗？

答：胎儿脐带绕颈并非剖宫产的指征，经过统计，有 20% ~ 30% 的胎儿存在脐带缠绕的情况，若分娩过程中胎心监护未示异常，则胎儿可正常经阴分娩。

192 第一胎为剖宫产，第二胎也需要做剖宫产手术吗？

答：不一定，如果第一次剖宫产的手术指征不存在，胎位正常，胎儿体重 <3500g，可以经阴分娩。

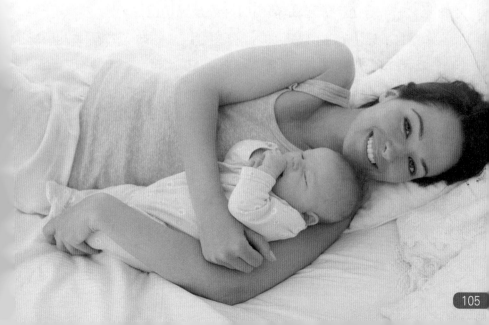

193 胎儿双顶径大是不是意味着无法阴道分娩而要做剖宫产手术?

答：胎儿双顶径的测量并非与胎儿大小一致，由于胎头位置的问题，有时双顶径测量值较大，但胎儿体重并非一定较大，还要根据查体情况来定。胎儿的颅缝还没有闭合，在产道挤压时胎儿的颅缝是可以重叠的，于是头径就会缩小，整个头型变为长圆形，利于通过产道。生后几天新生儿的头型就恢复为原来的样子。因此胎儿双顶径大不是剖宫产手术的指征。不过当胎儿双顶径大于 10cm 时，医生要进一步测量胎儿肩径、胸径，若肩径及胸径大于头径者，说明胎儿较大，需警惕难产发生。

194 巨大儿一定要剖宫产吗?

答：估计胎儿体重 ≥ 4000g，如果孕妇骨盆无异常，可阴道试产，但会放宽剖宫产指征，一旦出现产程异常，可能转为剖宫产。如果母体是糖尿病，巨大儿发生率高，产伤发病率也高，分娩方式的选择要与医生商量。

195 剖宫产腹壁是横切口好还是纵切口好?

答：无论横切口还是纵切口，仅是皮肤和皮下两个层次在手术操作上的差别。两者的差异主要是横切口疤痕位置隐蔽、美观；纵切口位置较高，美观稍差；横切口再次手术时粘连相对较重。由于纵切口开腹时间短，手术视野较大，因此在急症手术和较复杂的产科手术（如前置胎盘手术）时多选用纵切口。

小知识

连续剖宫产两次，横向切口，倘若第三次怀孕，还能在同一个切口手术吗?

　　一般均会选择同一切口。先把老疤切除，最后缝合的时候还是一个新的切口，老疤就没有了。

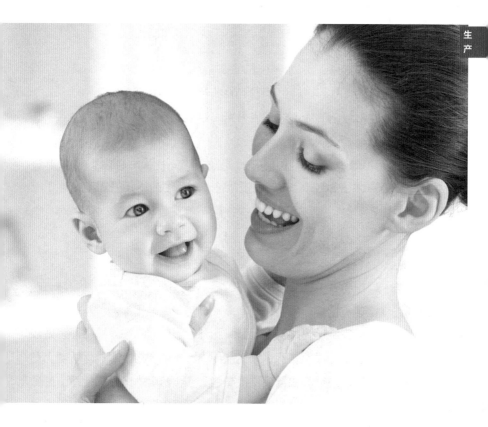

196 外阴静脉曲张可以经阴分娩吗？

答：可以经阴分娩，不过分娩时更容易发生外阴部曲张的静脉破裂，但即便破裂，可以修补，恢复较快。有时也会产后发生阴道、外阴血肿，需再次清理。

197 骨盆入口狭窄可以经阴分娩吗？

答：需要根据骨盆入口的狭窄程度进行评估是否可以经阴分娩。骨盆入口平面狭窄常见于扁平骨盆，以骨盆入口平面前后径狭窄为主。骨盆入口平面的狭窄程度可分为 3 级：Ⅰ级为临界性狭窄，对角径 11.5cm（入口前后径 10cm），多数可以经阴分娩；Ⅱ级为相对性狭窄，对角径 10 ～ 11cm（入口前后径 8.5 ～ 9.5cm），经阴分娩的难度明显增加；Ⅲ级为绝对性狭窄，对角径 ≤ 9.5cm（入口前后径 ≤ 8cm），如果是足月妊娠，胎儿正常大小，较难经阴分娩。

198　双胎妊娠可以经阴分娩吗？

答：多数双胎妊娠能经阴道分娩。双胎妊娠如有下列情况之一，应考虑剖宫产：1. 第一胎儿为肩先露、臀先露；2. 宫缩乏力致产程延长，经保守治疗效果不佳；3. 胎儿窘迫，短时间内不能经阴道结束分娩；4. 连体双胎孕周大于 26 周；5. 严重妊娠并发症需尽快终止妊娠；6. 两个胎儿的位置异常。

199　妊娠合并梅毒可以经阴分娩吗？怎么治疗？

答：妊娠合并 I 期梅毒的患者尽量不要经阴分娩，因胎儿可在分娩时通过软产道被传染。梅毒首选青霉素治疗，妊娠早期治疗可以避免胎儿感染；妊娠中晚期治疗可使受感染胎儿在出生前治愈。梅毒患者妊娠时，已接受正规治疗和随访，则无须再治疗。如果对上次治疗和随访有疑问或本次检查发现有梅毒活动征象者，应再接受一个疗程治疗。妊娠早期和晚期应各进行一个疗程的治疗，对妊娠早期以后发现的梅毒，争取完成 2 个疗程治疗，中间间隔 2 周。

200　乙肝表面抗原阳性可以经阴分娩吗？

答：我国《乙型肝炎病毒母婴传播预防临床指南》明确指出，剖宫产分娩不能减少母婴传播，不能以阻断 HBV 母婴传播为目的而选择剖宫产分娩。产后给予新生儿乙肝免疫球蛋白可以阻断大多数的母婴传播。

201　分娩时可以无痛分娩吗？镇痛对分娩有危害吗？无痛分娩是真的不疼吗？怎么做到的？

答：可以。镇痛方式有多种，目前应用较多的是硬膜外麻醉镇痛。镇痛对分娩没有危害，阵痛实施后基本没有疼痛感。麻醉是通过阻滞神经传导达到镇痛效果的，目前开展无痛分娩的医院已经很多。

202 什么时候该到医院？

答:怀孕满 37 周后，出现以下情况时就必须到医院：1. 阴道出血（血色鲜红或暗红，量一般较少）；2. 破水（不能控制的阴道液体流出）；3. 规律性的阵痛。如果已经过了预产期仍没有分娩的迹象，医生一般会在孕41 周时让产妇住院，尽量让胎儿在 41 ～ 42 周之间出生。

203 破水了羊水大量涌出怎么办？需要叫救护车吗？

答:一旦破水，应迅速躺下，用一个枕头将臀部垫高，立即呼叫救护车。

204 什么时间知道自己是顺产还是剖宫产？

答:对头位胎儿来说，进入产程，如无异常均可自然分娩。一旦在产程中出现异常（如胎位旋转异常、胎心异常等）需改做剖宫产。

205 什么时候进待产室？进去以后做什么？ 待产室是什么样子的？

答:一旦临产需进入待产室，医生会做相应检查，如骨盆测量、宫颈检查、胎心监护等，同时根据产程、产力等情况，随时进行调整，使产程可以顺利进行。待产室是一个相对清洁的医疗环境，进入待产室者需要更换清洁拖鞋，医护人员更换清洁衣物，为避免孕产妇感染，禁止一般人员入内。待产室内设孕产妇和胎儿监护设备、超声机、麻醉机、急诊手术设备等。

206 催产素和缩宫素是一种东西吗？什么情况下会用到？

答:是一样的。临产后如果宫缩不良需加用催产素，使宫缩有效。目前还有一种用于引产的阴道栓剂，是一种前列腺素制剂，可以有效地诱发宫缩，促进产程进展。

207 什么时候上产床？

答:初产妇宫口开全，经产妇宫口开大 3 厘米。

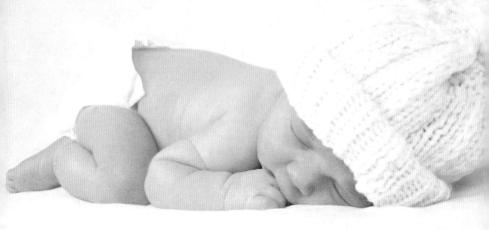

208 内检是怎么回事？顺产时需要做几回？

答：内检有阴道检查和肛门检查两种，都是检查宫颈开大情况及骨盆情况的方法。根据产程进展的顺利与否，每个产妇检查的次数不一样。

209 谁帮我接生？是助产士吗？

答：是的。多数医院由助产士接生，少部分医院医生接生。但在生产时，无论何人接生，都有医生在场保障产妇和孩子的安全。难产是医生接生。

210 听说生产之前要排空肠道，以免污染产床，是这样吗？顺产之前是不是就不能吃东西了？

答：对于当天没有排便的孕妇，生产之前会给予洗肛，避免污染产道，造成新生儿污染，并非为了产床。顺产前应正常吃饭。

211 为了生产顺利，一般都会侧切吗？侧切时打麻药吗？

答：不是都侧切，根据具体情况，如胎心不良，须紧急分娩者；会阴发育不良、会阴弹性较差、手术助产也均需侧切。侧切时打麻药。

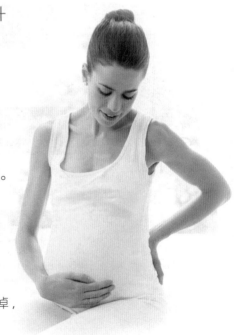

212 现在还会用到产钳什么的器械助产吗？
会对孩子有影响吗？

答：产钳是很好的助产器械，对胎儿没有不良影响。

213 会阴裂伤是怎么回事？一般怎么处理？

答：胎儿娩出时常常会因阴道、外阴弹力较差或扩张不充分，发生擦伤、裂伤，产后会给予缝合修复。

214 顺产后多长时间可以下地活动？什么时间可以进食？
生活上要注意什么？一般几天可以出院？

答：顺产可立即下床，立即吃饭。生活上注意休息。一般 24 ~ 72 小时出院。

215 生老二和生老大顺产有什么不一样？

答：生老二更快。

216 剖宫产前个人要做好哪些准备？

答：在剖宫产前 6 ~ 8 小时禁饮食。

217 什么是备皮？剖宫产备皮和顺产备皮是一样的吗？

答：将手术准备范围内的毛发剃掉，叫备皮。剖宫产备肚皮，顺产备会阴。

218 剖宫产时的麻醉是怎么回事？为什么手术结束之后麻醉师还会到病房询问产妇的情况？有的产妇会昏睡，是因为麻药劲没过的原因吗？

答：剖宫产选择硬膜外或硬腰联合麻醉。所有麻醉手术后，麻醉师都会术后到病房观察。有些产妇在手术中会因疲劳睡着，有些因为紧张，麻醉师会用镇静药物让她休息。

219 为什么要先打上点滴再手术呢？

答：预防术中紧急情况。

220 镇痛泵是什么？药效持续多长时间？

答：镇痛泵是一种缓释的镇痛装备，持续 24 ~ 48 小时。

221 同样是横切刀口，为什么长度差别很大呢？

答：因为孩子大小不同，孕产妇皮下组织厚度也不一样。

222 刀口一边的皮肤愈合平滑，一边瘢痕凸起，是因为刀口缝合时，两个医生从两头往中间一起缝合的原因吗？

答：不是，刀口的愈合并非完全一致的。

223 刀口缝合时，为什么有的需要拆线，有的不需要？

答：使用可吸收线不拆，使用丝线需要拆除。

224 有人说"顺产疼在前，剖宫产疼在后"，是这样吗？

答：顺产是从有阵痛时就疼，剖宫产因为手术时有麻药所以生孩子时感觉不疼，术后刀口等感觉疼，所以有"顺产疼在前，剖宫产疼在后"

的说法。其实，如果有合适的镇痛，都不痛。

225 手术结束后，都要用仪器监护吗？监护的是什么？需要监护多长时间？

答：术后容易发生产后出血及生命体征异常，所以需要仪器监护血压、心跳等，可以早期发现异常，以便及时处理。一般监护 6 ~ 12 小时。

226 生产完几小时后，医生为什么都要按产妇的肚子？剖宫产和顺产有什么不一样吗？

答：不是按肚子，是按压子宫，以检查子宫收缩情况。顺产剖宫产一样。

227 剖宫产后多长时间可以下地活动？什么时间可以进食？生活上要注意什么？一般几天可以出院？

答：剖宫产后 6 小时可床上活动，24 小时下床，术后 6 小时可进水。注意休息，一般 3 ~ 5 天出院。

228 二次剖宫产有什么不一样？

答：二次剖宫产手术难度增大，产后子宫收缩痛更明显。

229 剖宫产后真的不能喝红糖水吗？

答：糖水容易产气，因此术后不要立即喝糖水。

230 宝宝出生后医生一般要做哪些事情？

答：医生要给宝宝做全身检查，同时要结扎脐带。

231 宝宝出生后就要注射疫苗吗?

答:只要体重 >2000 克,就应该按国家规定注射相关疫苗,现在一般是乙肝疫苗和卡介疫苗。

232 恶露多长时间流干净?

答:恶露一般持续 4 ~ 6 周,总量为 250 ~ 500ml。因其颜色、内容物及时间不同,恶露分为:1. 血性恶露,持续 3 ~ 4 日;2. 浆液恶露,持续 10 日左右;3. 白色恶露,持续 3 周左右。

233 生产后多长时间可以洗澡?

答:顺产后可以立即洗澡,剖宫产术后 24 小时可以洗澡。

234 月子里可以刷牙吗?

答:可以的。

235 家里老人说,吃胎盘对产妇身体康复有大补的作用,是这样吗?

答:不是的。

236 产后多久进行产后检查? 检查包括哪些内容?

答:产后检查包括产后访视和产后健康检查两部分。产妇出院后,由社区医疗保健人员在产妇出院后 3 日、产后 14 日和产后 28 日分别做 3 次产后访视,了解产妇及新生儿健康情况,内容包括:

1. 了解产妇饮食、睡眠等一般情况;

2. 检查乳房,了解哺乳情况;

3. 观察子宫复旧及恶露;

4. 观察会阴切口、剖宫产腹部切口;

5. 了解产妇心理情况。若发现异常应及时处理。

产妇应于产后 6 周去医院常规随诊，包括常规检查及妇科检查。前者主要测血压、脉搏、查血、尿常规，了解哺乳情况，若有内科合并症或产科合并症应做相应检查；后者主要观察盆腔内生殖器是否已恢复至非孕状态；同时应带婴儿在医院做一次全面检查。

237 产后复查时发现宫颈糜烂怎么办？

答：暂不处理，多数产妇可自行恢复。建议分娩 6 月后行宫颈细胞学检查。如仍持续存在，则按妇科处理。

238 刀口一直不愈合怎么办？

答：如出院后刀口一直不愈合，需到医院就诊。

239 产后阴道间断流血如何处理？

答：正常产褥期血性恶露多在 1 ~ 2 周消失，若分娩后 6 周仍持续出现间断阴道流血，需行超声检查，排除胎盘、胎膜残留、蜕膜残留、内膜胎盘附着部位复旧不全等。少量阴道流血也与情绪、休息等因素有关。少量流血者可给予子宫收缩剂，如有胎盘、蜕膜残留则需清宫。

240 月经什么时候恢复？何时排卵？

答：月经复潮及排卵时间受哺乳影响。不哺乳产妇通常在产后 6 ~ 10 周月经复潮，在产后 10 周左右恢复排卵。哺乳产妇的月经复潮延迟，有的在哺乳期间月经一直不来潮，平均在产后 4 ~ 6 个月恢复排卵。产后月经较晚复潮者，首次月经来潮前多有排卵，故哺乳产妇月经虽未复潮，却仍有受孕可能。

241 产后多久可以进行性生活？

答：因从胎盘娩出至产妇全身各器官除乳腺外恢复至正常未孕状态通常需 6 周，故最好是禁性生活 6 周。

242 产后可以盆浴吗？

答：因从胎盘娩出至产妇全身各器官除乳腺外恢复至正常未孕状态通常需 6 周，故最好是禁盆浴 6 周，避免产褥期感染。

243 如产后不宜或不能母乳喂养，则如何回奶？

答：产妇因病不能哺乳，应尽早退奶。最简单的退奶方法是停止哺乳，不排空乳房，少食汤汁，但有半数产妇会感觉乳房胀痛。佩戴合适乳罩，口服镇痛药物，2 ~ 3 日后疼痛减轻。退奶方法有：1. 生麦芽 60 ~ 90g，水煎当茶饮，每日 1 剂，连服 3 ~ 5 日；2. 芒硝 250g 分装在两纱布袋内，敷于两乳房并包扎，湿硬时更换。

小知识

不宜哺乳的情况

1. 凡是母亲感染 HIV、患严重疾病应停止哺乳，如慢性肾炎、糖尿病、恶性肿瘤、精神病、癫痫或心功能不全等。

2. 化疗、放射性药物治疗一般禁忌母乳喂养。

3. 母亲感染结核病，在正规治疗 2 周内不能母乳喂养。

4. 乳母患急性传染病时，可将乳汁挤出，经消毒后哺喂。

5. 母亲乙型肝炎表面抗原阳性，婴儿常规注射乙肝免疫球蛋白和乙肝疫苗，并非哺乳的禁忌证。

6. 丙肝感染者母乳喂养不是禁忌证。

244 接受抗HBV（乙肝）治疗时可以哺乳吗？

答：对于单纯 HBV 感染产妇，新生儿出生时若接受了 HBIG 并接种了 HBV 疫苗，那么其哺乳传播 HBV 的风险很小。正规预防后，不管孕妇 HBeAg 阳性还是阴性，其新生儿都可以母乳喂养，新生儿感染率仅为 5% ~ 15%，无须检测乳汁中有无 HBV DNA。

245 产后涨奶怎么办？

答：乳胀多因乳房过度充盈及乳腺管阻塞所致。哺乳前湿热敷 3 ~ 5 分钟，并按摩、拍打、抖动乳房，频繁哺乳、排空乳房。

246 产后泌乳少怎么办？

答：若出现乳汁不足，应鼓励乳母树立信心，指导哺乳方法，按需哺乳、夜间哺乳，适当调节饮食，喝营养丰富的肉汁。

247 产后多久子宫可以完全恢复到未孕状态？

答：产褥期子宫变化最大，胎盘娩出后，子宫圆而硬，宫底在脐下一指。产后第 1 日略上升至脐平，以后每日下降 1 ~ 2cm，至产后 10 日子宫降入骨盆腔内。一般 6 周后子宫完全恢复至未孕状态。

248 母亲O型血，父亲非O型血，新生儿溶血会很严重吗？需要做哪些检查？如何预防呢？

答： 新生儿溶血病是指由于母子血型不合，母亲体内产生与胎儿血型抗原不配的血型抗体，这种抗体通过胎盘进入到胎儿体内引起同种免疫性溶血，导致溶血、贫血，严重者发生免疫性水肿甚至死胎。临床所指血型不合主要指 Rh 血型不合。虽然 ABO 血型不合也会发生，但其溶血程度大多较轻，症状也相对较轻，因此不需要常规孕妇筛查，仅对 Rh 阴性孕妇在孕期进行筛查。

小知识

Rh 血型不合者，应该于产后 72 小时内为产妇肌注抗 D 丙种球蛋白 300 μg，以防下一胎发生婴儿溶血病。若在不得已的情况下流产，可在羊水穿刺、流产、早产后注射抗 D 免疫球蛋白，阻止抗体产生，保护下一次妊娠。

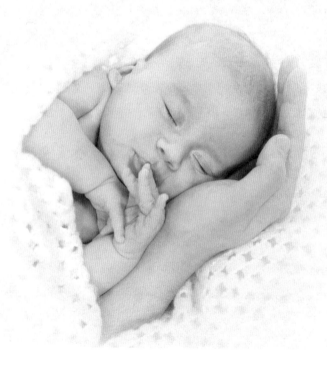

孕期随手记

孕期随手记